世界の
インパクトファクターを決める
トムソン・ロイター社が
選出

補綴・デジタルデンティストリーのための重要10キーワードベスト200論文

講演や雑誌でよく見る、あの分類および文献

木本克彦／星 憲幸／丸尾勝一郎／林 幸男 著

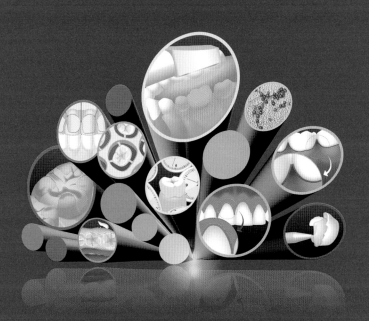

クインテッセンス出版株式会社　2016

Tokyo, Berlin, Chicago, London, Paris, Barcelona, Istanbul, Milano, São Paulo, Moscow, Prague, Warsaw, Delhi, Bucharest, and Singapore

序文

　コンピュータを利用した設計と加工のシステム、いわゆる CAD/CAM（Computer Aided Design and Computer Aided Manufacturing）システムは、従来の精密鋳造から脱却した新しい補綴物の成型加工技術です。1970年代に、フランスの Duret によってはじめて歯冠修復の製作にこの手法が応用され、わが国でも1980年代より研究がスタートし、今やインレー、クラウン、そしてインプラントのアバットメントなどあらゆる補綴物が短時間で容易に加工できるようになり、義歯への応用も着実に進んでいます。歯科治療に CAD/CAM システムを応用する主なメリットは生産性の向上とコスト削減ではありますが、補綴治療においてはこれまでの歯科技工技術では加工が難しいチタンやセラミックなど新材料の加工が容易となること、またそれらの品質を適正に管理できるようになることもたいへん重要です。国民に対して安心・安全な歯科医療を勧める上でも、品質管理すなわちトレーサビリティーの確保は、きわめてたいせつな事項といえます。

　このような背景から、平成26年4月の診療報酬改定によって、すでに先端医療技術として導入されていた「ハイブリッドレジンによる CAD/CAM 冠」が保険収載され、わが国でも CAD/CAM システムを応用した補綴治療、いわゆるデジタルデンティストリーが本格運用されることとなりました。このデジタル化により、ブロックタイプのハイブリッド型コンポジットレジンをはじめとして、リューサイト系・二ケイ酸リチウム系のガラスセラミックス、さらには高密度焼結体セラミックスであるジルコニアなどメタルフリー材料やそれに関連した新たなデジタル機器が数多く登場してきています。

　一方、新しい材料や技術を臨床応用するには、その科学的な根拠（エビデンス）が必須となり、その

情報ソースは学術論文です。本書は、トムソン・ロイター社が提供する学術文献データベースである"Web of Science"を用いて、引用回数の多い順に学術論文をランキングする一連のシリーズ本の「補綴・デジタルデンティストリー」版です。しかしながら、いざこの作業を始めると、本テーマは新しい領域のため、これまでにシリーズで取り上げたテーマにくらべ論文数自体が少なく、取り上げなければならないキーワードに規制がかかったのも事実であり、そのような状況の中で、一定の論文数を確保できた"Accuracy of intraoral scanner""CAD/CAM inlay and onlay""Accuracy of CAD/CAM crown""Accuracy of CAD/CAM bridge""Bonding""Zirconia coping""Survival rate of CAD / CAM material""Full-contour""Biocompatibility of zirconia""Fuse strength of porcelain to zirconia"の重要10キーワードと200論文の選出を行いました。また、これらの論文の中から、頻繁に用いられる用語や図・表を抽出し、後半部に解説として加えたので参考にしていただきたいと思います。

　現時点では、「補綴・デジタルデンティストリー」に関する学術論文数は充分とはいいがたいものの、今回の作業で最近の論文数の急激な増加を目の当たりにすると、この分野への関心の高さとこれからの発展を強く感じさせられました。本書が、これからのデジタルデンティストリーの時代に向けて、読者諸氏が科学的根拠をもって取り組むための一助になれば幸いです。

　末筆となりますが、本書の編集にあたってご協力いただいた、神奈川歯科大学大学院歯学研究科 咀嚼機能制御補綴学講座のメンバーと、クインテッセンス出版株式会社QDT編集部・若林茂樹氏に厚く感謝申し上げます。

2016年1月
神奈川歯科大学大学院歯学研究科 口腔機能修復学講座 咀嚼機能制御補綴学分野
木本克彦

Contents

重要キーワード10 — 9

1. Accuracy of intraoral scanner — 10
2. CAD/CAM inlay and onlay — 20
3. Accuracy of CAD/CAM crown — 30
4. Accuracy of CAD/CAM bridge — 40
5. Bonding — 50
6. Zirconia coping — 60
7. Survival rate of CAD/CAM material — 70
8. Full-contour — 80
9. Biocompatibility of zirconia — 90
10. Fuse strength of porcelain to zirconia — 100

Contents

補綴・デジタルデンティストリーのための材料および分類 ―― 110

1. CAD/CAM システムを応用したオールセラミッククラウンの支台歯形態 ―― 112
2. CAD/CAM・オールセラミック用形成バー ―― 114
3. 歯科用セラミック系材料の種類と強度 ―― 116
4. ポーセレン（陶材） ―― 118
5. ガラスセラミックス ―― 120
6. 歯科用セラミック材料の用途によるクラス分類と特性 ―― 122
7. 高密度焼結体セラミックス ―― 123
8. レジン系複合材料 ―― 124
9. CAD/CAMスキャン法の分類 ―― 125
10. CAD/CAM加工法の分類 ―― 126
11. 歯肉圧排法 ―― 127
12. 材料に応じた研磨法 ―― 128
13. USPHS基準 ―― 129
14. CDA基準 ―― 130
15. 接着前処置 ―― 132
16. 装着材料＆接着性レジンセメントの分類 ―― 134
17. 接着手順：ハイブリッド型コンポジットレジン（CAD/CAM 冠など） ―― 135
18. 接着手順：ケイ素酸化物系セラミックス（長石系陶材） ―― 136
19. 接着手順：ケイ素酸化物系セラミックス（ガラスセラミックス） ―― 137
20. 接着手順：高密度焼結体セラミックス（アルミナ・ジルコニアなど） ―― 138

本書の見方

概要
インパクトファクターの決定やノーベル賞の受賞者予測で知られるトムソン・ロイターの Web of Science を利用し、補綴・デジタルデンティストリー関連の講演や発表および治療において重要な10キーワードで論文検索を行った。

本書は、検索結果を被引用件数順に並び替え、上位20件を列記した。さらに20論文を著者らが吟味し、キーワードに照らして臨床における関連性・重要性・有益性の高い8論文についての抄録を掲載した。

加えて学会や講演会、雑誌等に頻回登場し、必読と思われる補綴・デジタルデンティストリーのための材料および分類を添付した。

用語解説

① 検索キーワード
検索キーワード：Web of Science 上にて検索に用いたキーワード。"AND"（例：CAD/CAM AND crown AND accuracy）を用いた場合には、二つのキーワードが重複している論文が選択される。

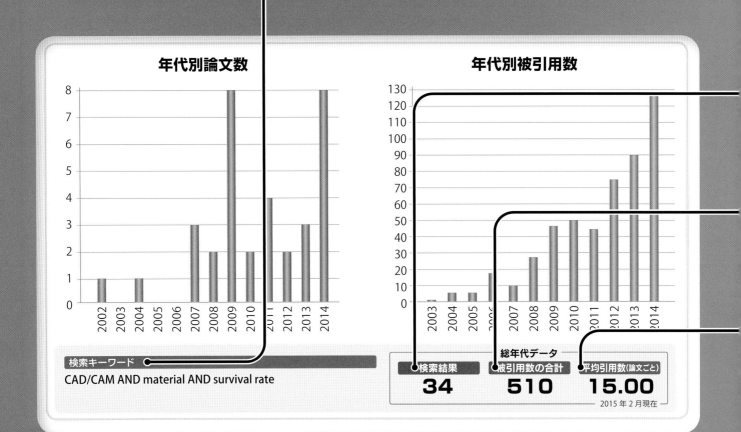

検索キーワード
CAD/CAM AND material AND survival rate

検索結果: 34
被引用数の合計: 510
平均引用数（論文ごと）: 15.00

2015年2月現在

Survival rate of CAD / CAM material

トムソン・ロイターが選んだベスト20論文

	タイトル・和訳	2011年	2012年	2013年	2014年	合計引用数	平均引用数（1年ごと）
引用数 1位	Sanna AM, Molly L, van Steenberghe D. Immediately loaded CAD-CAM manufactured fixed complete dentures using flapless implant placement procedures : a cohort study of consecutive patients. J Prosthet Dent 2007；97（6）：331-339. CAD/CAM を用いて製作したフラップレスインプラント即時荷重による固定性全部床義歯：継続治療患者のコホート研究	6	17	9	10	77	8.56
引用数 2位	Sjögren G, Molin M, van Dijken JW. A 10-year prospective evaluation of CAD/CAM-manufactured (Cerec) ceramic inlays cemented with a chemically cured or dual-cured resin composite. Int J Prosthodont 2004；17（2）：241-246. 化学重合もしくはデュアル重合型コンポジットレジンにより合着された、CAD/CAM（Cerec）にて製作したインレーの10年後の評価	3	3	7	5	61	5.08
引用数 3位	Bindl A, Mörmann WH. An up to 5-year clinical evaluation of posterior in-ceram CAD/CAM core crowns. Int J Prosthodont 2002；15（5）：451-456. 臼歯部 In-Ceram CAD/CAM Core Crowns の5年以内の臨床評価	4	2	3	3	58	4.14
引用数 4位	Rosentritt M, Behr M, van der Zel JM, Feilzer AJ. Approach for evaluating the influence of laboratory simulation. Dent Mater ；（3）：348-352.					32	4.57
引用数 5位	... simulated fatigue resistance of composite ... CAD/CAM overlay restorations on endodontically treated molars. Quintessence Int 2009；40（2）：125-133. 臼歯部失活歯に対してシミュレートされたコンポジットレジンと陶材による被覆冠の疲労抵抗性				3		
引用数 6位	... HP, Gallucci GO. A systematic ... of CAD/CAM single-tooth restorations ... Prosthodont 2009；22（5）：466-471. 単独歯症例における CAD/CAM 修復の臨床効果に関するシステマティックレビュー	5	3	3	26	3.71	
引用数 7位	... Kramer N. Operator vs. ... bonded ceramic inlays. Dent Mater 2009；25（8）：960-968. セラミックインレーの臨床評価による術者と材料の影響	2	8	6	3	25	3.57

⑤ 合計引用数
各論文が発表されてから2015年2月までにおける被引用数の合計

⑥ 平均引用数（1年ごと）
各論文の1年あたりの被引用数
（⑤ ÷ 評論発表後経過年数）

② 検索結果
キーワードを基に検索された総論文数

③ 被引用数の合計
②で検索された総論文の被引用数の合計

④ 平均引用数（論文ごと）
該当キーワードにおける1論文あたりの平均引用数（③を②で割ったもの）

本書を読む前に知っておくべきキーワード

トムソン・ロイターとは？

世界の約1万1千の学術雑誌に掲載された論文をデータベース化して提供し、3,800以上の研究機関が利用している。学術雑誌の質の指標となる「インパクトファクター」の発案や毎年のノーベル賞受賞者の予測でも知られる。

(朝日新聞より引用・改変)

インパクトファクターとは？

インパクトファクター(文献引用影響率)とは、特定のジャーナル(学術雑誌)に掲載された論文が特定の年または期間内にどれくらい頻繁に引用されたかを平均値で示す尺度である。これはトムソン・ロイターの Journal Citation Reports®(JCR®)が備えている評価ツールの1つである。

毎年 JCR® が公開する特定のジャーナルのインパクトファクターは、対象年における被引用回数を、対象年に先立つ2年間にそのジャーナルが掲載した論文の総数で割ることによって計算する。

インパクトファクターを保持することがジャーナルのステータスであるとともに、インパクトファクターが高いほどジャーナルの価値が高いとされる(例:Nature、Science)。

(トムソン・ロイターHPより引用・改変)

$$\text{インパクトファクター} = \frac{\text{対象年にジャーナルが掲載した論文が引用された回数}}{\text{対象年に先立つ2年間にジャーナルが掲載した論文の総数}}$$

重要キーワード10

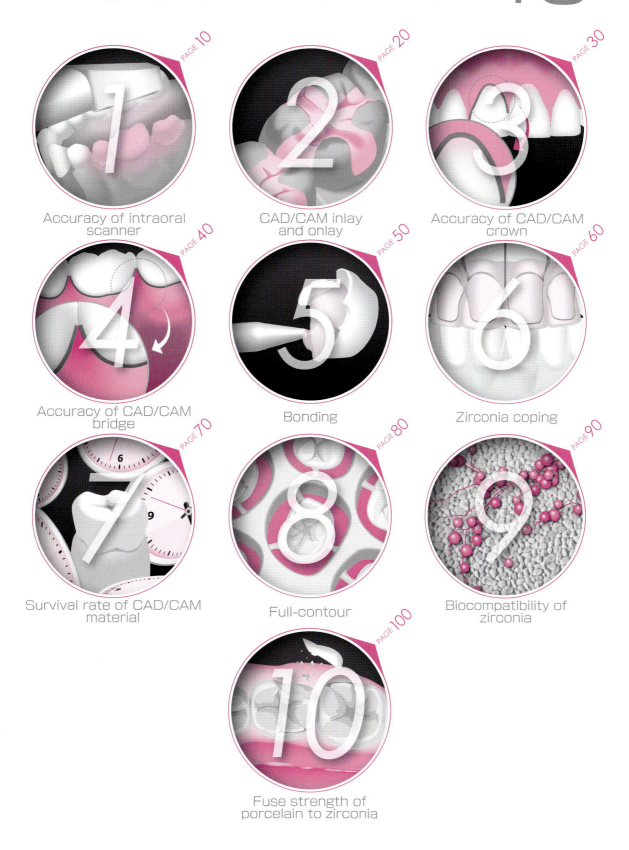

補綴・デジタルデンティストリーのための重要キーワード10

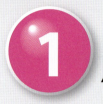

Accuracy of intraoral scanner
デジタルオーラルスキャナーの有用性と精度

CAD/CAMシステムの進歩にともない、オーラルスキャナーを用いて直接口腔内を印象するデジタル印象法が実用化されている。デジタル印象法は、印象材を使用しないため衛生的・経済的であると同時に、デジタル化することで情報の保存や再利用が可能になるなど、多くの臨床的なアドバンテージが期待されている。デジタルワークフローの入り口でもあることから、デジタルオーラルスキャナーの開発は各メーカーで進められており、それらの有用性と精度が注目されている。

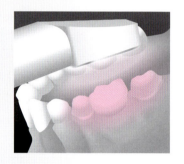

（日本歯科CAD/CAM学会，全国歯科技工士教育協議会（監修）．末瀬一彦，宮崎隆（編）．CAD/CAMデンタルテクノロジー．東京：医歯薬出版, 2012.）

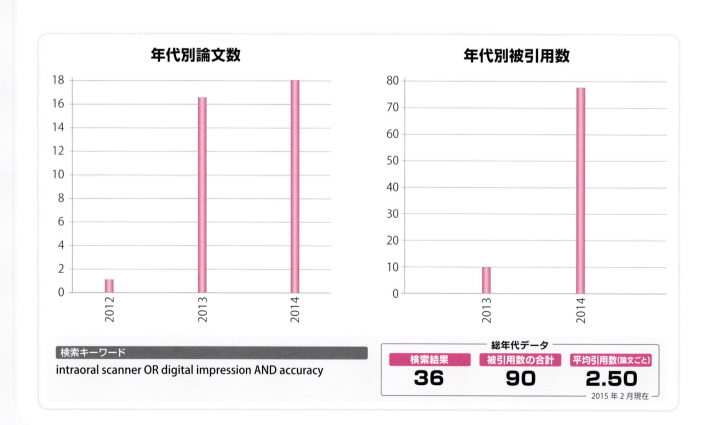

検索キーワード
intraoral scanner OR digital impression AND accuracy

総年代データ
検索結果 **36** 　被引用数の合計 **90** 　平均引用数（論文ごと）**2.50**

2015年2月現在

10

1 Accuracy of intraoral scanner

トムソン・ロイターが選んだベスト20論文

	タイトル・和訳	2011年	2012年	2013年	2014年	合計引用数	平均引用数（1年ごと）
引用数 1位	Ender A, Mehl A. Accuracy of complete-arch dental impressions: a new method of measuring trueness and precision. J Prosthet Dent 2013；109（2）：121-128. 全歯列印象の精度：新たなスキャナー計測の信頼度と再現性	0	0	2	10	12	4.00
引用数 2位	Brawek PK, Wolfart S, Endres L, Kirsten A, Reich S. The clinical accuracy of single crowns exclusively fabricated by digital workflow--the comparison of two systems. Clin Oral Investig 2013；17（9）：2119-2125. デジタルワークフローにより製作されたシングルクラウンの臨床精度―2つの市販システムの比較―	0	0	0	11	11	3.67
引用数 3位	Güth JF, Keul C, Stimmelmayr M, Beuer F, Edelhoff D. Accuracy of digital models obtained by direct and indirect data capturing. Clin Oral Investig 2013；17（4）：1201-1208. 直接法と間接法によって製作されたデジタル模型の精度	0	0	1	9	10	3.33
引用数 4位	Seelbach P, Brueckel C, Wöstmann B. Accuracy of digital and conventional impression techniques and workflow. Clin Oral Investig 2013；17（7）：1759-1764. デジタル印象と従来の印象法の精度	0	0	2	6	9	3.00
引用数 5位	van der Meer WJ, Andriessen FS, Wismeijer D, Ren Y. Application of intra-oral dental scanners in the digital workflow of implantology. PLoS One 2012；7（8）：e43312. インプラント治療のデジタルワークフローにおける口腔内スキャナーの応用	0	0	2	7	9	2.25
引用数 6位	Wiranto MG, Engelbrecht WP, Tutein Nolthenius HE, van der Meer WJ, Ren Y. Validity, reliability, and reproducibility of linear measurements on digital models obtained from intraoral and cone-beam computed tomography scans of alginate impressions. Am J Orthod Dentofacial Orthop 2013；143（1）：140-147. アルジネート印象のCTスキャンと口腔内スキャンから得られたデジタル模型における直線計測の妥当性・信頼性・再現性	0	0	2	5	7	2.33
引用数 7位	Kim SY, Kim MJ, Han JS, Yeo IS, Lim YJ, Kwon HB. Accuracy of dies captured by an intraoral digital impression system using parallel confocal imaging. Int J Prosthodont 2013；26（2）：161-163. 並列共焦点画像を用いた口腔内デジタル印象法の支台歯の精度	0	0	0	6	6	2.00

補綴・デジタルデンティストリーのための重要キーワード10（関連性の高い論文和訳）

トムソン・ロイターが選んだベスト20論文

	タイトル・和訳	2011年	2012年	2013年	2014年	合計引用数	平均引用数（1年ごと）
引用数 8位	Naidu D, Freer TJ. Validity, reliability, and reproducibility of the iOC intraoral scanner：A comparison of tooth widths and Bolton ratios. Am J Orthod Dentofacial Orthop 2013；144（2）：304-310. iOC 口腔内スキャナーの妥当性・信頼性・再現性：歯の幅径とボルトン比の比較	0	0	1	2	4	1.33
引用数 9位	Patzelt SB, Emmanouilidi A, Stampf S, Strub JR, Att W. Accuracy of full-arch scans using intraoral scanners. Clin Oral Investig 2014；18（6）：1687-1694. 口腔内スキャナーによる全歯列印象の精度	0	0	0	3	3	1.50
引用数 10位	Andriessen FS, Rijkens DR, van der Meer WJ, Wismeijer DW. Applicability and accuracy of an intraoral scanner for scanning multiple implants in edentulous mandibles：A pilot study. J Prosthet Dent 2014；111（3）：186-194. 下顎無歯顎に埋入された複数インプラント体を記録するための口腔内スキャンの有用性と精度：パイロット研究	0	0	0	3	3	1.50
引用数 11位	Kim SY, Lee SH, Cho SK, Jeong CM, Jeon YC, Yun MJ, Huh JB. Comparison of the accuracy of digitally fabricated polyurethane model and conventional gypsum model. J Adv Prosthodont 2014；6（1）：1-7. デジタルデータより製作されたポリウレタン模型と従来の石膏模型の精度の比較	0	0	0	3	3	1.50
引用数 12位	Hwang YC, Park YS, Kim HK, Hong YS, Ahn JS, Ryu JJ. The evaluation of working casts prepared from digital impressions. Oper Dent 2013；38（6）：655-662. デジタル印象より製作された作業模型の評価	0	0	0	2	2	0.67
引用数 13位	Flügge TV, Schlager S, Nelson K, Nahles S, Metzger MC. Precision of intraoral digital dental impressions with iTero and extraoral digitization with the iTero and a model scanner. Am J Orthod Dentofacial Orthop 2013；144（3）：471-478. iTero システムの口腔内デジタル印象と口腔外デジタイザーと模型スキャナーの再現性	0	0	0	1	2	0.67
引用数 14位	Moreno A, Giménez B, Özcan M, Pradíes G. A clinical protocol for intraoral digital impression of screw-retained CAD/CAM framework on multiple implants based on wavefront sampling technology. Implant Dent 2013；22（4）：320-325. 複数のインプラント体に対してスクリュー固定の CAD/CAM フレームワークを製作する際に波面サンプリング技術を応用した口腔内デジタル印象法の臨床術式	0	0	0	2	2	0.67

Accuracy of intraoral scanner

トムソン・ロイターが選んだベスト20論文

	タイトル・和訳	2011年	2012年	2013年	2014年	合計引用数	平均引用数(1年ごと)
引用数 15位	Nayyar N, Yilmaz B, McGlumphy E. Using digitally coded healing abutments and an intraoral scanner to fabricate implant-supported, cement-retained restorations. J Prosthet Dent 2013；109(4)：210-215. セメント固定のインプラント修復を行うためのデジタルコード化されたアバットメントと口腔内スキャナーの使用	0	0	0	2	2	0.67
引用数 16位	Patzelt SB, Lamprinos C, Stampf S, Att W. The time efficiency of intraoral scanners：An in vitro comparative study. J Am Dent Assoc 2014；145(6)：542-551. 口腔内スキャナーの時間効率：模型による比較研究	0	0	0	1	1	0.50
引用数 17位	Almeida e Silva JS, Erdelt K, Edelhoff D, Araújo É, Stimmelmayr M, Vieira LC, Güth JF. Marginal and internal fit of four-unit zirconia fixed dental prostheses based on digital and conventional impression techniques. Clin Oral Investig 2014；18(2)：515-523. デジタルと従来の印象法における4ユニットジルコニアブリッジのマージンと内面の適合性	0	0	0	1	1	0.50
引用数 18位	Lee SJ, Macarthur RX 4 th, Gallucci GO. An evaluation of student and clinician perception of digital and conventional implant impressions. J Prosthet Dent 2013；110(5)：420-423. デジタルと従来のインプラント印象法における学生と臨床医の感覚評価	0	0	0	1	1	0.33
引用数 19位	Flügge TV, Nelson K, Schmelzeisen R, Metzger MC. Three-dimensional plotting and printing of an implant drilling guide：simplifying guided implant surgery. J Oral Maxillofac Surg 2013；71(8)：1340-1346. インプラント埋入支援のための3次元な埋入位置の決定とガイドの造型：簡便な支援インプラント手術	0	0	0	1	1	0.33
引用数 20位	Patzelt SB, Vonau S, Stampf S, Att W. Assessing the feasibility and accuracy of digitizing edentulous jaws. J Am Dent Assoc 2013；144(8)：914-920. デジタル処理した下顎無歯顎の精度と臨床応用への可能性	0	0	0	1	1	0.33

Accuracy of complete-arch dental impressions: a new method of measuring trueness and precision

全歯列印象の精度：新たなスキャナー計測の信頼度と再現性

Ender A, Mehl A.

問題点の記載：新しいスキャナーの3次元的な信頼性と再現性を知るためには、口腔内におけるデジタル印象法の精度を評価し、それらを従来の印象方法と比較する必要性がある。

目的：本研究の目的は、高い再現性と信頼性を知るために、全歯列模型をスキャニングした時の新しい基準スキャナーの性能を評価し、さらに従来の印象法とデジタル印象法で採得された全歯列印象を比較することである。

材料と方法：スチール製の基準模型を製作し、基準スキャナーを用いて計測を行った（デジタル基準模型）。従来の印象法により基準模型の印象採得を行い、Type IV の石膏を流し、石膏模型を製作した。そして、基準スキャナーを用いて石膏模型の計測を行い、デジタル石膏模型として保存した。また一方では基準模型をCEREC ACシステムを用いて光学印象も行い、デジタル模型として保存した。各スキャニングの再現性は、同じグループのデジタル模型を重ね合わせることによって評価した。また、信頼性についてはデジタル基準模型と各グループのデジタル模型の重ね合わせによって評価した。統計処理は対応のないT検定を用いた（有意水準 $\alpha=0.05$）。

結果：基準スキャナーは、全歯列弓に対して高い再現性（$1.6\pm0.6\mu m$）と信頼度（$5.3\pm1.1\mu m$）を示した。また、従来の印象法は、有意に高い再現性（$12.5\pm2.5\mu m$）と第二大臼歯部にわずかな偏位をともなう信頼性（$20.4\pm2.2\mu m$）を示した（$P<0.001$）。一方でデジタル印象は、有意に低い再現性（$32.4\pm9.6\mu m$）と信頼性（$58.6\pm5.8\mu m$）を示した（$P<0.001$）。さらに3Dモデルの重ね合わせ分析によるスキャニングシステム自体の偏差は、歯列全体でよくみられた。

結論：新しい基準スキャナーは、従来法とデジタルによる歯列印象法に比べて高い再現性と信頼度を示した。また、デジタル印象は従来の印象法よりも再現性と信頼度が劣っており、従来法とデジタル印象法の偏差パターンは異なっていた。

臨床への提言：現時点で修復治療におけるデジタル印象法は、従来の印象法に取って代わる方法とは言い難い。

（J Prosthet Dent 2013；109（2）：121-128.）

Statement of problem : A new approach to both 3-dimensional(3D)trueness and precision is necessary to assess the accuracy of intraoral digital impressions and compare them to conventionally acquired impressions. Purpose : The purpose of this in vitro study was to evaluate whether a new reference scanner is capable of measuring conventional and digital intraoral complete-arch impressions for 3D accuracy. Material and methods : A steel reference dentate model was fabricated and measured with a reference scanner(digital reference model). Conventional impressions were made from the reference model, poured with Type IV dental stone, scanned with the reference scanner, and exported as digital models. Additionally, digital impressions of the reference model were made and the digital models were exported. Precision was measured by superimposing the digital models within each group. Superimposing the digital models on the digital reference model assessed the trueness of each impression method. Statistical significance was assessed with an independent sample t test(alpha=.05). Results : The reference scanner delivered high accuracy over the entire dental arch with a precision of 1.6 +/- 0.6 mu m and a trueness of 5.3 +/- 1.1 mu m. Conventional impressions showed significantly higher precision(12.5 +/- 2.5 mu m)and trueness values(20.4 +/- 2.2 mu m) with small deviations in the second molar region(P<.001). Digital impressions were significantly less accurate with a precision of 32.4 +/- 9.6 mu m and a trueness of 58.6 1 +/- 5.8 mu m(P<.001). More systematic deviations of the digital models were visible across the entire dental arch. Conclusions : The new reference scanner is capable of measuring the precision and trueness of both digital and conventional complete-arch impressions. The digital impression is less accurate and shows a different pattern of deviation than the conventional impression.

Accuracy of intraoral scanner

The clinical accuracy of single crowns exclusively fabricated by digital workflow--the comparison of two systems

デジタルワークフローにより製作されたシングルクラウンの臨床精度 ―2つの市販システムの比較―

Brawek PK, Wolfart S, Endres L, Kirsten A, Reich S.

目的：本研究の目的は、2つのシステムを用いてデジタルワークフローにより製作されたクラウンの精度を比較することである。帰無仮説は、2つのシステムはクラウンのマージンと内面の精度に違いがない。

方法：14名の患者において、13本の大臼歯と1本の小臼歯を対象とした。各々の支台歯は、Lava COSとCerec ACの2つの異なったシステムを用いて、口腔内のデジタル印象を行った。Lava DVSクラウン（DVS）とVITA社のRapid Layering Techniqueクラウン（RLT）は、採得されたデータをもとに各々製作された。両者のシステムには、ジルコニアのフレームを含んでおり、デジタルにて製作されたケイ酸セラミックをベニアしている。クラウンのマージンと内面の適合性は、レプリカ法によって検証された。レプリカは、マイクロスコープを用いて200倍で診査された。ウィルコクソン符号付順位和検定は、2つのシステムのデータ間の差の検定に用いた。

結果：マージン部では51（±38）μm（DVS）と83（±51）μm（RLT）、軸面の中央部では130（±56）μm（DVS）と128（±66）μm（RLT）、隅角部では178（±55）μm（DVS）と230（±71）μm（RLT）；咬合面では181（±41）μm（DVS）と297（±76）μm（RLT）でギャップが認められた。また、2つのシステム間においてはマージン部、軸面の中央部、咬合面部においては、有意な差が認められた。

結論：帰無仮説は棄却された。

臨床への提言：口腔内のデジタル印象法を用いたデジタルワークフローは、2つのシステムで製作したシングルクラウンにおいて臨床的に満足する結果を提供した。

（Clin Oral Investig 2013；17(9)：2119-2125.）

The purpose of the study was to compare the accuracy of crowns exclusively fabricated by the digital workflow of two systems. The null hypothesis stated was: Both systems do not differ with respect to marginal and internal accuracy. In 14 patients, 13 molars and 1 premolar were prepared. Each preparation was scanned intraorally with two different digital impression systems, Lava COS and Cerec AC. On the basis of these data, Lava DVS crowns [DVS] and Vita Rapid Layering Technique crowns [RLT] were fabricated, respectively. Both systems contained of a zirconia framework and a digitally fabricated silicate ceramic veneering. The marginal and internal fit of the crowns was documented by a replica technique. The replicas were examined under microscope with a magnification of x200. The Wilcoxon signed rank test was applied in order to test if the values of the two systems showed significant differences at p a parts per thousand currency signaEuro parts per thousand 0.05. The results were as follows in micrometers (+/- standard deviation): at the marginal gap, 51(+/- 38)for [DVS] and 83(+/- 51)for [RLT]; mid-axial, 130(+/- 56)for [DVS] and 128(+/- 66)for [RLT]; axio-occlusal, 178(+/- 55)for [DVS] and 230(+/- 71)for [RLT]; and centro-occlusal, 181(+/- 41)for [DVS] and 297(+/- 76)for [RLT]. According to the Wilcoxon signed rank test, the results differed significantly at the marginal, axioocclusal, and centro-occlusal gaps. The null hypothesis had to be rejected. The exclusively digital workflow on the basis of intraoral digital impressions delivered clinically satisfying results for single crowns with both systems.

Accuracy of digital models obtained by direct and indirect data capturing

直接法と間接法によって製作されたデジタル模型の精度

Güth JF, Keul C, Stimmelmayr M, Beuer F, Edelhoff D.

目的：CAD/CAMシステムを応用した修復治療は、口腔内から直接データを採取する直接法と石膏模型からデータを採取する間接法の2つに大別される。本研究の目的は、この2つの方法の精度を構築されたデータをもとに比較することである。

方法：CAD/CAMシステムで製作されたチタン製の4ユニットブリッジの基準模型（小臼歯と大臼歯が支台歯形成された模型）として製作された。12個のテストデータセットは、（1）チェアサイドの口腔内スキャン（COS）、（2）ポリエーテル印象のマイクロCTスキャン（IMP）、（3）石膏模型のスキャン（ST）、によって採得された。そして、各データセットは、分析ソフトを用いて工業用のマイクロCTから得られた基準データとの重ね合わせを行い、精度を解析した。

結果：基準データの重ね合わせの結果、口腔内スキャナー（COS）を用いた直接法は、もっとも高い精度を示し（17μm/-13μm；SD ±19μm）、次にデジタル処理したポリエーテル印象（IMP）（23μm/-22μm；SD ±31μm）および石膏模型を用いた間接法（ST）（36μm/-35μm SD ± 2μm）が高い精度を示した。ユークリット距離の平均値は、各々COS（15μm；SD ± 6μm）、IMP（23μm；SD ± 9μm）、ST（36μm；SD ± 7μm）を示した。また、すべてのグループにおいて、ネガティブデータと平均値の間に、有意な差が認められた。ポジティブデータとの比較においては、IMPとCOSとの間に有意な差は認められなかったが（p=0.082）、STとIMPの間には、有意な差が認められた。

結論：本研究において、口腔内スキャナー（Lava C.O.S.）による直接法は、従来の印象採得を行う間接法と比べて高い精度を示した。

臨床への提言：4ユニットブリッジにおいて、口腔内スキャナーを応用した直接法は、これまでの印象精度を改善する可能性が示唆された。

（Clin Oral Investig 2013；17（4）：1201-1208.）

With direct and indirect digitalisation, two access points to CAD/CAM-generated restorations are available. The aim of this study was to compare the accuracy of the single steps of both approaches by comparing construction datasets using a new methodology. Twelve test datasets were generated in vitro (1) with the Lava Chairside Oral Scanner (COS) (2) by digitizing polyether impressions (IMP) and (3) by scanning the referring gypsum cast by the Lava Scan ST laboratory scanner (ST) at a time. Using an inspection software, these datasets were superimposed by a best fit algorithm with the reference dataset (REF), gained from industrial computed tomography, and divergences were analysed. On the basis of average positive and negative deviations between test- and REF datasets, it could be shown that direct digitalisation accomplished the most accurate results (COS, 17 mu m/-13 mu m; SD +/- 19 mu m), followed by digitized polyether impression (IMP, 23 mu m/-22 mu m; SD +/- 31 mu m) and indirect digitalisation (ST, 36 mu m/-35 mu m; SD +/- 52 mu m). The mean absolute values of Euclidean distances showed the least values for COS (15 mu m; SD +/- 6 mu m), followed by IMP (23 mu m; SD +/- 9 mu m) and ST (36 mu m; SD +/- 7 mu m). The mean negative and mean absolute values of all groups were significantly different. Comparing the mean positive values of the groups, IMP and COS (p=0.082) showed no significant difference, whereas ST and COS, and ST and IMP exhibited statistically significant differences. Within the limitations of this in vitro study, the direct digitalisation with Lava C.O.S. showed statistically significantly higher accuracy compared to the conventional procedure of impression taking and indirect digitalisation. Within the limitations of this study, the method of direct digitalisation seems to have the potential to improve the accuracy of impressions for four-unit FDPs.

Accuracy of intraoral scanner

Accuracy of digital and conventional impression techniques and workflow

デジタル印象と従来の印象法の精度

Seelbach P, Brueckel C, Wöstmann B.

目的：デジタル印象法は、従来の印象法に取って代わる方法として期待されている。本研究の目的は、Lava C.O.S.（3M ESPE）、CEREC（Sirona）、iTero（Straumann）の3つの口腔内スキャナーを使用したときのオールセラミッククラウンの精度を従来の印象法と比較することである。

方法：単純化された大臼歯モデルの模型は製作された。そしてシリコーン印象材を用いて一回法と二回法にて印象採得を行い、タイプIVの石膏を注入した。これら2種類のシリコーン印象法に対して各々10個のセラミッククラウンは、2つの材料（Lava zirconia と Cera E cast crowns）を用いて製作された。またそれと同時にデジタル印象が行われ、ジルコニアクラウン（Lava）〔10個〕、オールセラミッククラウン（CEREC〔Empress CAD〕）〔10個〕、オールセラミッククラウン（iTero〔Copran Zr-i〕）〔10個〕が製作された。そして、臨床応用可能なマージンの適合性（AMI）と内面の適合性（IF）について計測された。

結果：マージンの適合性においては、以下のような結果となった。

すべてのグループ：44±26μm、一回法のシリコーン印象法（Lava zirconia）：33±19μm、一回法のシリコーン印象法（Cera-E）：38±25μm、二回法のシリコーン印象法（Lava zirconia）：60±30μm、二回法のシリコーン印象法（Cera-E）：68±29μm、デジタル印象（Lava C.O.S.）：48±25μm、デジタル印象（CEREC）：30±17μm、デジタル印象（iTero）：41±16μm。

一方、内面の適合においては、すべてのグループ：49±25μm、一回法のシリコーン印象法（Lava zirconia）：36±5μm、一回法のシリコーン印象法（Cera-E）：44±22μm、二回法のシリコーン印象法（Lava zirconia）：35±7μm、二回法のシリコーン印象法（Cera-E）：56±36μm、デジタル印象（Lava C.O.S.）：29±7μm、デジタル印象（CEREC）：88±20μm、デジタル印象（iTero）：50±2μm。

結論：本研究において、デジタル印象法は、固定性の補綴物を製作する際に、従来の印象法と同等の精度を有していた。

臨床への提言：デジタル印象法は、固定性の歯科治療において、従来の印象法に取って代わる方法と考えられた。

（Clin Oral Investig 2013；17(7)：1759-1764.）

Digital impression techniques are advertised as an alternative to conventional impressioning. The purpose of this in vitro study was to compare the accuracy of full ceramic crowns obtained from intraoral scans with Lava C.O.S. (3M ESPE), CEREC (Sirona), and iTero (Straumann) with conventional impression techniques. A model of a simplified molar was fabricated. Ten 2-step and 10 single-step putty-wash impressions were taken using silicone impression material and poured with type IV plaster. For both techniques 10 crowns were made of two materials (Lava zirconia, Cera E cast crowns). Then, 10 digital impressions (Lava C.O.S.) were taken and Lava zirconia crowns manufactured, 10 full ceramic crowns were fabricated with CEREC (Empress CAD) and 10 full ceramic crowns were made with iTero (Copran Zr-i). The accessible marginal inaccuracy (AMI) and the internal fit (IF) were measured. For AMI, the following results were obtained (mean +/- SD): overall groups, 44 +/- 26 mu m; single-step putty-wash impression (Lava zirconia), 33 +/- 19 mu m; single-step puttywash impression (Cera-E), 38 +/- 25 mu m; two-step puttywash impression (Lava zirconia), 60 +/- 30 mu m; two-step putty-wash impression (Cera-E), 68 +/- 29 mu m; Lava C.O.S., 48 +/- 25 mu m; CEREC, 30 +/- 17 mu m; and iTero, 41 +/- 16 mu m. With regard to IF, errors were assessed as follows (mean +/- SD): overall groups, 49 +/- 25 mu m; single-step putty-wash impression (Lava zirconia), 36 +/- 5 mu m; singlestep putty-wash impression (Cera-E), 44 +/- 22 mu m; twostep putty-wash impression (Lava zirconia), 35 +/- 7 mu m; two-step putty-wash impression (Cera-E), 56 +/- 36 mu m; Lava C.O.S., 29 +/- 7 mu m; CEREC, 88 +/- 20 mu m; and iTero, 50 +/- 2 mu m. Within the limitations of this in vitro study, it can be stated that digital impression systems allow the fabrication of fixed prosthetic restorations with similar accuracy as conventional impression methods. Digital impression techniques can be regarded as a clinical alternative to conventional impressions for fixed dental restorations.

インプラント治療のデジタルワークフローにおける口腔内スキャナーの応用

目的：口腔内スキャナーは近い将来、デジタル歯科治療において中心的な役割を果たすであろう。本研究では、インプラント治療における3社の口腔内スキャナーを比較する。

材料と方法：全歯列の石膏マスターモデルの3部位（36.46.41）に、精度の高いPEEKシリンダーを埋入し、3社の口腔内スキャナーを用いてデジタル印象を行った（CEREC〔Sirona〕、iTero〔Cadent〕、Lava COS〔3M〕）。そしてデジタルデータは記録され、シリンダー中央間の距離と角度を算出した。各データは、精度の高い3Dスキャナーで計測したマスターモデルの計測値と比較を行った。

結果：距離のエラーはもっとも少なく、3社の中でLava COSシステムが安定していた。Cerecシステムのエラーは、もっとも大きく安定していなかった。角度のエラーはすべてのシステムにおいて少なかった。

結論：全歯列の印象を行った際、絶対値における平均距離のエラー値と距離計測の安定性の観点から、高い精度のスキャニングプロトコールを持ち合わせたLava COSシステムが、テストした3つのシステムの中で、もっともエラーが小さく、安定をしていた。平均角度のエラーにおいては、絶対値差分で、iTeroシステムがもっとも小さい値を示したものの（0.0529°）、Lava COSシステムでは、3Dモデルのシリンダー1と2の間のエラーがもっとも小さく、1と3がもっとも大きなエラーを示した。3D構築されたシリンダー表面の登録エラーの蓄積のため、歯列弓の長さを超えた距離と角度の増加が、予想どおり観察された。しかしながら、その効果は統計学的に差が認められなかった。

臨床への提言：インプラント治療のデジタルワークによる印象採得において、もっとも精度の高いデジタル印象を保証するためには、正確なスキャニングプロトコールを持つスキャナーを使用すべきである。今回の実験では、精度の高いスキャニングプロトコールを有するのは、Lava COSシステムであった。　　（van der Meer WJ, et al. PLoS One 2012；7（8）：e43312.）

アルジネート印象のCTスキャンと口腔内スキャンから得られたデジタル模型における直線計測の妥当性・信頼性・再現性

目的：3次元のデジタル模型は、矯正治療の診断に広く用いられている。本研究の目的は、歯の幅径計測やボルトン分析を行うため、アルジネート印象後のコンビームCTと口腔内スキャナー（3M ESPE）から得られたデジタル模型の妥当性・信頼性・再現性を評価することである。

方法：22人のボランティアに対して、①デジタル模型、②口腔内スキャン模型、③石膏模型を各々製作した。デジタル模型と口腔内スキャン模型における歯の幅径計測は、石膏模型（ゴールドスタンダード）の歯の幅径と比較した。級内相関係数は、各模型を計測するにあたり、術者間の再現性を調べるために用いられた。前歯部と歯列全体のボルトン比は、各ボランティアと各々の模型にて算出された。また対応のあるT検定は、妥当性を調べるために用いられた。さらに、口腔内スキャナーのスキャニング時間は、記録し解析を行った。

結果：デジタル模型と口腔内スキャン模型における各々の歯の幅径計測は、石膏模型による歯の幅径計測と有意な差が認められなかった（P>0.05）。2つのデジタル模型からの前歯部と歯列全体におけるボルトン比は、石膏模型と比較して有意な差が認められた（P<0.05）。しかしながら、その違いは1.5mmを超えておらず、これは臨床的に差がないとみなすことができる。口腔内スキャナーのスキャニング時間は、スキャニングの実行回数の増加にともなって有意に減少した。

結論：アルジネート印象のCTスキャンと口腔内スキャン法は、診断における歯の計測において、妥当性、信頼性、再現性が認められた。　　（Wiranto MG, et al. Am J Orthod Dentofacial Orthop 2013；143（1）：140-147.）

Accuracy of intraoral scanner

iOC 口腔内スキャナーの妥当性・信頼性・再現性：歯の幅径とボルトン比の比較

目的：本研究の目的は、iOC 口腔内スキャナーと歯の幅径とボルトン比を計測する OrthoCAD ソフトウエアを合わせた iOC/OrthoCAD システムの妥当性・信頼性・再現性を調べることである。

材料と方法：30名の被験者は、初めに口腔内の印象採得を行い石膏模型を製作した。続いて iOC 口腔内スキャナーを用いて口腔内スキャニングを行い、スキャンデータはデジタル模型に変換した。歯の幅径はデジタルノギスを用いて石膏模型を直接計測し、デジタル模型においては OrthoCAD ソフトウエアを用いて分析を行った。またボルトン比は各々の方法から得られたデータを用いて算出された。妥当性は対応のある T 検定、信頼性はピアソンの相関係数、再現性は級内相関係数を用いて評価した。

結果：iOC/OrthoCAD システムの妥当性は、歯の幅径（P=0.0083）とボルトン比（歯列全体：P=0.0354、前歯部：P<0.0001）において有意な差が認められたものの、臨床的な違いは認めらなかった。また、信頼性は0.99（ピアソンの相関係数）であり、再現性は87％（級内相関係数）を超えていた。

結論：iOC/OrthoCAD システムは、臨床的に対応可能な精度とすぐれた信頼性・再現性を有しており、歯の幅径計測とボルトン比の算出に応用可能である。これは、矯正治療において有用な診断の援助となると考えられた。

（Naidu D, et al. Am J Orthod Dentofacial Orthop 2013；144（2）：304-310.）

下顎無歯顎に埋入された複数インプラント体を記録するための口腔内スキャンの有用性と精度：パイロット研究

問題点の記載：過去5年間、口腔内スキャナーの使用は増加している。しかしながら、口腔内スキャナーを用いたインプラント補綴治療において、インプラントのプラットホームをスキャニングする精度に関するデータが不足している。

目的：このパイロット研究の目的は、下顎無歯顎に埋入されたインプラントにスキャンアバットメントを使用した時の口腔内スキャンの有用性と精度を評価することである。

方法：2本のインプラントとフレームワークによって維持された下顎のオーバーデンチャーを装着した25名のインプラント患者を対象とした。スキャンアバットメントは、口腔内でインプラントに装着し、口腔内スキャナー（iTero）を用いてスキャニングを行った。また一方で、スキャンアバットメントは、作業模型上のインプラントアナログに装着され、技工用スキャナー（Lava Scan ST scanner）を用いてスキャニングを行った。そして、あらかじめセンターラインが決められたこの2本のスキャンアバットメントの3次元 CAD モデルは、同等のスキャン条件で登録され、スキャンアバットメントの頂点中央の距離と角度は、計算された。それらの値は、ソルダーバーの製作のために用いた作業模型の3次元スキャンで求められた計測値と比較を行った。距離エラーの許容限界は100μm と設定した。

結果：25名の口腔内スキャンのうち4名は、分割したスキャニングデータのつなぎ合わせができなかったため、本研究には適していなかった。残り21名のうち5名はインプラント間の距離エラーが100μm 以上、25名のうち3名はインプラント間の角度エラーが0.4°以上であった。1名だけ、インプラント間の距離エラーが100μm 以下、角度エラーが0.4°以下であった。

結論：下顎無歯顎に埋入された2本のインプラントに対して、適合の良いフレームワークを製作するには、今回の口腔内スキャンからのデータでは、距離と角度のエラーが大きすぎた。この信頼できないスキャンの主な理由は、スキャニングのための解剖学的な基準点がないことが挙げられた。

（Andriessen FS, et al. J Prosthet Dent 2014；111（3）：186-194.）

補綴・デジタルデンティストリーのための重要キーワード10

② CAD/CAM inlay and onlay
CAD/CAM インレー・アンレー

CAD/CAMシステムにより製作される部分被覆冠の代表的な歯冠補綴装置。以前は、辺縁適合性から鋳造修復に劣るといわれており、接着システムとその耐摩耗性に頼っていた面が大きかった。現在では、形成のポイント、CAD/CAMシステムの精度の向上、接着システムの進歩から改善が図られているが、現在でも適合性と長期予後への研究がされており、より良い修復システムの構築に向けて進歩し続けている。

（日本歯科理工学会．歯科材料・器械．Special issue，日本歯科理工学会学術講演会講演集11（特別号20）．1992：34-35．）
（風間未来，大熊一夫，小倉英夫，CAD/CAM用Ⅱ級セラミックインレーの歯肉側壁への適合精度．日本歯科理工学会誌 2010；29（5）：399．）

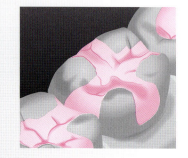

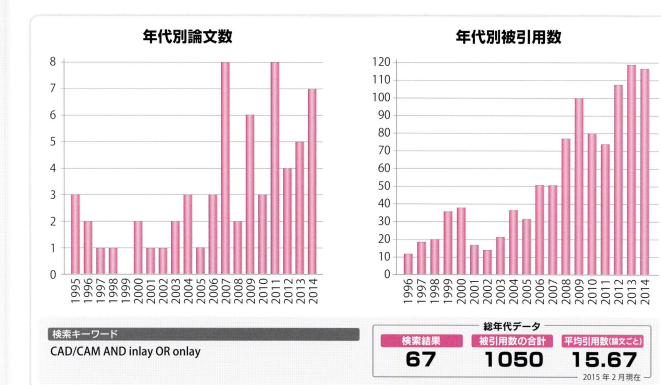

検索キーワード
CAD/CAM AND inlay OR onlay

総年代データ
検索結果 **67**　被引用数の合計 **1050**　平均引用数（論文ごと） **15.67**
2015年2月現在

❷ CAD/CAM inlay and onlay

トムソン・ロイターが選んだベスト**20**論文

引用数	タイトル・和訳	2011年	2012年	2013年	2014年	合計引用数	平均引用数（1年ごと）
1位	Hikita K, Van Meerbeek B, De Munck J, Ikeda T, Van Landuyt K, Maida T, Lambrechts P, Peumans M. Bonding effectiveness of adhesive luting agents to enamel and dentin. Dent Mater 2007；23（1）：71-80. エナメル質と象牙質の接着性材料の接着効果	30	23	18	12	141	15.67
2位	Van Meerbeek B, Inokoshi S, Willems G, Noack MJ, Braem M, Lambrechts P, Roulet JF, Vanherle G. Marginal adaptation of four tooth-coloured inlay systems in vivo. J Dent 1992；20（1）：18-26. In vivoにおける4つの歯牙色インレーシステムのマージン適合性	0	2	2	1	64	2.67
3位	Heymann HO, Bayne SC, Sturdevant JR, Wilder AD Jr, Roberson TM. The clinical performance of CAD-CAM-generated ceramic inlays：A four-year study. J Am Dent Assoc 1996；127（8）：1171-1181. CAD/CAM製作セラミックインレーの臨床成績：4年間の研究	2	3	3	1	61	3.05
4位	Gladys S, Van Meerbeek B, Inokoshi S, Willems G, Braem M, Lambrechts P, Vanherle G. Clinical and semiquantitative marginal analysis of four tooth-coloured inlay systems at 3 years. J Dent 1995；23（6）：329-338. 3年間での4つの歯牙色インレーシステムの臨床的ならびに半定量的マージン部の分析	1	0	4	1	57	2.71
5位	Sjögren G, Molin M, van Dijken JW. A 10-year prospective evaluation of CAD/CAM-manufactured(Cerec)ceramic inlays cemented with a chemically cured or dual-cured resin composite. Int J Prosthodont 2004；17（2）：241-246. 化学重合型かデュアルキュア重合型のレジンで接着したCAD/CAM(CEREC)により製作したセラミックインレーの10年間の前向き評価	3	3	5	3	55	4.58
6位	Sjögren G, Molin M, van Dijken JW. A 5-year clinical evaluation of ceramic inlays(Cerec)cemented with a dual-cured or chemically cured resin composite luting agent. Acta Odontol Scand 1998；56（5）：263-267. デュアルキュア重合型か化学重合型のレジン系接着剤で接着したセラミックインレー(CEREC)の5年間の臨床評価	0	1	3	0	49	2.72
7位	Krejci I, Lutz F, Reimer M. Marginal adaptation and fit of adhesive ceramic inlays. J Dent 1993；21（1）：39-46. 辺縁適合性と接着性セラミックインレーの適合性	1	1	2	3	45	1.96

補綴・デジタルデンティストリーのための重要キーワード10（関連性の高い論文和訳）

トムソン・ロイターが選んだベスト20論文

	タイトル・和訳	2011年	2012年	2013年	2014年	合計引用数	平均引用数（1年ごと）
引用数 8位	St-Georges AJ, Sturdevant JR, Swift EJ Jr, Thompson JY. Fracture resistance of prepared teeth restored with bonded inlay restorations. J Prosthet Dent 2003；89（6）：551-557. 接着したインレー修復物により修復された形成歯の破壊抵抗	1	0	8	4	41	3.15
引用数 9位	Denissen H, Dozić A, van der Zel J, van Waas M. Marginal fit and short-term clinical performance of porcelain-veneered CICERO, CEREC, and Procera onlays. J Prosthet Dent 2000；84（5）：506-513. ポーセレン築盛したCICERO、CERECとプロセラアンレーの辺縁適合性と短期臨床成績	2	0	2	7	36	2.25
引用数 10位	Kupeyan HK, Shaffner M, Armstrong J. Definitive CAD/CAM-guided prosthesis for immediate loading of bone-grafted maxilla：a case report. Clin Implant Dent Relat Res 2006；8（3）：161-167. 骨移植された上顎骨の即時荷重のための正確なCAD/CAMによるガイド用補綴装置（サージカルガイド）：ケースレポート	0	8	3	2	30	3.00
引用数 11位	Sjögren G, Molin M, van Dijken J, Bergman M. Ceramic inlays（Cerec）cemented with either a dual-cured or a chemically cured composite resin luting agent. A 2-year clinical study. Acta Odontol Scand 1995；53（5）：325-330. デュアルキュア重合型か化学重合型のレジン系接着剤のどちらか一方で接着したセラミックインレー（CEREC）—2年間の臨床研究—	0	0	1	1	30	1.43
引用数 12位	Thordrup M, Isidor F, Hörsted-Bindslev P. A 5-year clinical study of indirect and direct resin composite and ceramic inlays. Quintessence Int 2001；32（3）：199-205. 間接法と直接法のレジンならびにセラミックインレーの5年間の臨床研究	1	2	3	2	29	1.93
引用数 13位	Tsitrou EA, Northeast SE, van Noort R. Evaluation of the marginal fit of three margin designs of resin composite crowns using CAD/CAM. J Dent 2007；35（1）：68-73. CAD/CAMを用いたレジン冠における3つのマージン形態と辺縁適合性の評価	2	5	5	6	28	3.11
引用数 14位	Frankenberger R, Reinelt C, Petschelt A, Krämer N. Operator vs. material influence on clinical outcome of bonded ceramic inlays. Dent Mater 2009；25（8）：960-968. 接着したセラミックインレーの臨床転帰（結果）に対する術者対材料の影響	2	8	6	3	25	3.57

2 CAD/CAM inlay and onlay

トムソン・ロイターが選んだベスト**20**論文

	タイトル・和訳	2011年	2012年	2013年	2014年	合計引用数	平均引用数（1年ごと）
引用数 **15**位	Bortolotto T, Onisor I, Krejci I. Proximal direct composite restorations and chairside CAD/CAM inlays：marginal adaptation of a two-step self-etch adhesive with and without selective enamel conditioning. Clin Oral Investig 2007；11(1)：35-43. 隣接面の直接レジン修復とチェアサイド CAD/CAM インレー：エナメルコンディショニングの選択の有無と2ステップセルフエッチングアドヒーシブの辺縁適合性	3	3	7	3	25	2.78
引用数 **16**位	Sjögren G. Marginal and internal fit of four different types of ceramic inlays after luting. An in vitro study. Acta Odontol Scand 1995；53(1)：24-28. 接着後の4つの異なるタイプのセラミックインレーのマージンならびに内面の適合性―in vitro 研究―	2	0	0	2	25	1.19
引用数 **17**位	Abou Tara M, Eschbach S, Wolfart S, Kern M. Zirconia ceramic inlay-retained fixed dental prostheses - first clinical results with a new design. J Dent 2011；39(3)：208-211. ジルコニアセラミックインレーによる固定性補綴装置の維持―新しいデザインによる最初の臨床報告―	0	8	3	8	19	3.80
引用数 **18**位	Bindl A, Lüthy H, Mörmann WH. Fracture load of CAD/CAM-generated slot-inlay FPDs. Int J Prosthodont 2003；16(6)：653-660. CAD/CAM で製作されたインレーによる FPDs の破壊荷重	1	0	3	2	19	1.46
引用数 **19**位	Wolfart S, Kern M. A new design for all-ceramic inlay-retained fixed partial dentures：a report of 2 cases. Quintessence Int 2006；37(1)：27-33. 新しいデザインのオールセラミックインレーによる固定性ブリッジの維持：2症例の報告	3	1	2	1	18	1.80
引用数 **20**位	Martin N, Jedynakiewicz NM. Interface dimensions of CEREC-2 MOD inlays. Dent Mater 2000；16(1)：68-74. CEREC-2 の MOD インレーの界面特性	1	1	1	3	17	1.06

Marginal adaptation of four tooth-coloured inlay systems in vivo

In vivo における4つの歯牙色インレーシステムのマージン適合性

Van Meerbeek B, Inokoshi S, Willems G, Noack MJ, Braem M, Lambrechts P, Roulet JF, Vanherle G.

　この研究は、走査型電子顕微鏡でコンピュータ定量的なマージン分析を用いて、4つの異なる歯牙色のインレーのマージン部の質を調査している。3種類の修復物は、市販のCAD/CAM装置を用いチェアサイド処置を必要とした。1つのインレー修復のタイプは、予備成形されたガラスセラミックブロックを切削加工し、他の2つのインレーのタイプは、予備成形されているセラミックブロックから切削加工された。第4のシステムは、実験用の間接法でのコンポジットレジンインレーシステムに基づいた。各インレーのタイプは、システムで提供されているデュアルキュア重合タイプのレジンセメントで接着された。6ヵ月の臨床対応の後、4システムすべてにおいて、接着レジンの咬合による摩耗を示すサブマージンをかなりの割合で示した。実験用接着レジンで接着したポーセレンインレーとレジンインレーはそれぞれ最高の辺縁適合を示した。接着したガラスセラミックインレーは、特に他のシステムに比べて高い割合で辺縁部の破折（9％）と辺縁部の開口（4％）があった。この説明として考えられるのは、インレー接着界面のガラスセラミックスの表層下の構造が2フッ化アンモニウムを用いたエッチング処理にて弱まっているということである。

（J Dent 1992；20（1）：18-26.）

This study investigates the margin quality of four different tooth-coloured inlay systems using computer-aided quantitative margin analysis under scanning electron microscopy. Three types of restorations involved chairside procedures using a commercial CAD-CAM apparatus: one type of inlay restoration was milled from preformed glass ceramic blocks, the other two inlay types were milled from preformed porcelain blocks. The fourth system was based on an experimental indirect composite inlay system. Each inlay type was luted with its respective dual-curing luting composite, which was supplied with the system. After 6 months of clinical service, all four systems revealed a significant percentage of submargination indicating occlusal wear of the luting composite. The porcelain inlays and the composite inlays luted with their respective experimental luting composite showed the best marginal adaptation. Luted glass ceramic inlays, in particular, suffered from a significantly higher percentage of inlay margin fractures(9 per cent)and marginal openings(4 per cent)than the other systems. A possible explanation is that the glass ceramic subsurface structure at the inlay-lute interface was weakened by etching with ammonium bifluoride.

CAD/CAM inlay and onlay

The clinical performance of CAD-CAM-generated ceramic inlays : A four-year study

CAD-CAM 製作セラミックインレーの臨床成績：4年間の研究

Heymann HO, Bayne SC, Sturdevant JR, Wilder AD Jr, Roberson TM.

著者らは、28名の患者の50の CEREC（シーメンス AG）CAD/CAM インレー修復による長期臨床試験を行った。4年後、それらのインレーは色調マッチング、界面の染色、二次う蝕、解剖学的形態、マージン適合、表面性状および術後の感覚において、非常に良好であることが判明した。咬合面辺縁部に沿ってセメント損失を観察したところ、3～4年間測定したセメントの摩耗は非常に減少し、相対的に低いことがわかった。この CAD/CAM 修復物の長期臨床研究の良好な結果は、この修復方法の重要な成功を示している。

（J Am Dent Assoc 1996；127（8）：1171-1181.）

The authors conducted a long-term clinical study of 50 CEREC (Siemens AG)CAD-CAM inlay restorations in 28 patients. After four years, they found the inlays to rate very highly in color matching, interfacial staining, secondary caries, anatomic contour, marginal adaptation, surface texture and postoperative sensitivity. They monitored cement loss along the occlusal margins and found it to be relatively low, with an unusual decrease in measured cement wear from the third to the fourth year. The favorable results of this long-term clinical study of these CAD-CAM restorations portend significant success for this restorative approach.

Clinical and semiquantitative marginal analysis of four tooth-coloured inlay systems at 3 years

3年間での4つの歯牙色インレーシステムの臨床ならびに半定量的マージン部分析

Gladys S, Van Meerbeek B, Inokoshi S, Willems G, Braem M, Lambrechts P, Vanherle G.

目的：4つの歯牙色インレーシステムのマージン品質は、臨床対応3年後に、臨床的調査と走査型電子顕微鏡（SEM）によるコンピュータの半定量なマージン分析で検討した。

方法：3つの修復タイプはCEREC CAD/CAM装置を用いて行った。1つは予備成形されたガラスセラミックブロックを切削加工し、他の2つのインレータイプは予備形成されたセラミックブロックを切削加工した。第4のシステムは、実験用の間接型レジンインレーシステムに基づいて行った。各インレータイプは異なる接着性レジンセメントで接着した。臨床評価は、別々に2人の臨床医によりミラーと探針で行われた。そして、マージン部の分析は複製を顕微鏡下にて行った（SEM ×200）。

結果：3年後、すべての修復物は臨床的に許容できるものであった。う蝕の再発は観察されなかった。SEMでのマージン部の分析は、4システムすべてにおいてサブマージンを高い割合で認めた。このことは、それぞれのレジン系接着剤がすべて摩耗していることを示している。インレー側と同じくエナメル側のマージン破折の割合は、6ヵ月の結果と比較して劇的に増加はしていなかった。

結論：臨床対応の6ヵ月後の最初のリコールは、歯牙色のインレーがマージン部にどのように作用するかを示した。3年間の結果は、初期の調査結果を確認するものとなった。そして、接着性レジンセメントの摩耗がすべてのシステムで重要であり、また存在することがわかった。2つのセラミック材はマージン部で似た挙動を示した。レジンインレーは、エナメル側よりインレー側で良好な機能を示した。

（J Dent 1995；23（6）：329-338.）

Objectives: The marginal quality of four tooth-coloured inlay systems was clinically investigated and subjected to computer-aided semiquantitative marginal analysis under scanning electron microscopy (SEM) after 3 years of clinical service. Methods: Three of the restoration types were made using the Cerec CAD-CAM apparatus: one was milled from preformed glass ceramic blocks, and the two other inlay types were milled from preformed porcelain blocks. The fourth system was based on an experimental indirect resin composite inlay system. Each inlay type was luted with a different luting resin composite. The clinical evaluation was performed with a mirror and explorer by two clinicians separately, and the marginal analysis was conducted microscopically on replicas (SEM X 200). Results: After 3 years in situ, all the restorations were clinically acceptable. No recurrent caries was observed. Marginal analysis under SEM detected a high percentage of submargination for all four systems, which suggests that their respective resin composite luting agents were all subject to wear. The percentage of marginal fractures on the enamel side as well as on the inlay side did not increase dramatically compared to the 6-month results. Conclusion: The first recall after 6 months of clinical service indicated how tooth-coloured inlays behave at their margins. The 3-year results confirmed the early findings, indicating that wear of resin composite lutes is important and present in all systems. The two ceramic materials showed a similar behaviour at the margins. The resin composite inlay performed better at the inlay site than at the enamel site.

2 CAD/CAM inlay and onlay

引用数 5位

A 10-year prospective evaluation of CAD/CAM-manufactured (Cerec) ceramic inlays cemented with a chemically cured or dual-cured resin composite

化学重合型かデュアルキュア重合型のレジン系接着をした CAD/CAM（CEREC）により製作したセラミックインレーの 10年間の前向き評価

Sjögren G, Molin M, van Dijken JW.

目的： 本追跡研究は、臨床対応10年後にⅡ級のセレックインレーをクラス分けすることにより性能評価を行った。

材料と方法： 66のⅡ級 CAD/CAM セラミックインレーを27名の患者に装着した。個々の患者は、少なくとも1つのインレーはデュアルキュア型のレジンセメントで接着し、1つのインレーは化学重合型のレジンセメントで接着された。10年後のリコールでは、25名（93％）の患者の61（92％）のインレーは、USPHS（United State Public Health Service：米国公衆衛生局）の基準を若干の変更をして使用して、評価した。

結果： 61のインレーのうち54（89％）は、10年後のリコールでまだ十分に機能していると再評価された。追跡調査の期間中、7つ（11％）のインレーに交換の必要性があった。その理由は、4つのインレーが破折、1つが咬頭の破折、1つのケースは歯内の問題、そして1つのケースが術後症状であった。再装着したインレーはすべてデュアルキュア重合型のレジンセメントで接着した。破折したインレーはすべて臼歯に装着したものであった。10年後の推定生存率は89％で、デュアルキュア重合型レジンセメントで接着したインレーは77％で、化学重合型レジンセメントで接着したインレーは100％であった。この差は統計的に有意であった。

結論： 患者満足度と CEREC インレーの受け入れは高く、臨床対応10年後の性能は、特に化学重合型レジンセメントで接着されたインレーに関して許容範囲であった。接着剤の特性は、評価したセラミックインレーの寿命に影響を与えているようである。

(Int J Prosthodont 2004；17（2）：241-246.)

Purpose: The present follow-up study was carried out to evaluate the performance of Class 11 Cerec inlays after 10 years of clinical service. Materials and Methods: Sixty-six Class 11 CAD/CAM ceramic inlays were placed in 27 patients. Each patient received at least one inlay luted with a dual-cured resin composite and one inlay luted with a chemically cured resin composite. At the 10-year recall, 25 (93%) patients with 61 (92%) inlays were available for evaluation using a slight modification of the USPHS criteria. Results: Fifty-four (89%) of the 61 inlays reevaluated still functioned well at the 10-year recall. During the follow-up period, seven (11%) of the inlays required replacement because of: four inlay fractures, one cusp fracture, endodontic problems in one case, and postoperative symptoms in one case. All the replaced inlays had been luted with the dual-cured resin composite. The fractured inlays were all placed in molars. The estimated survival rate after 10 years was 89%, 77% for the dual-cured resin composite-luted inlays and 100% for the chemically cured resin composite-luted ones. The difference was statistically significant. Conclusion: Patient satisfaction with and acceptance of the Cerec inlays were high, and the performance after 10 years of clinical service was acceptable, especially regarding the inlays luted with the chemically cured resin composite. The properties of the luting agents seem to affect the longevity of the type of ceramic inlays evaluated.

補綴・デジタルデンティストリーのための重要キーワード10（関連性の高い論文和訳）

デュアルキュア重合型か化学重合型のレジン系接着剤で接着したセラミックインレー（CEREC）の5年間の臨床評価

　66個の2級CAD/CAM製セラミックインレー（CEREC）を27名の患者に装着した。各患者は、少なくとも1つのインレーをデュアルキュア重合型レジンセメントで、1つのインレーを化学重合型レジンセメントで接着した。インレーは接着5年後にカリフォルニア州歯科医師会（CDA）の基準を用いて調査した。66のインレーのうち89％は「満足である」と評価された。追跡調査期間中、3つのインレーが交換を必要とした。その理由は、インレーの破折（4.5％）で1つのインレーは歯牙破折（1.5％）であった。これらすべてのインレーは、デュアルキュア重合型レジンセメントにて接着した。残りの62個のインレーのうち、CDA評価で「すぐれている」が与えられたものは、「色調」で84％、「表面」で97％、「解剖学的形態」で81％であった。マージンの適合性で「すぐれている」と認められたのは、デュアルキュア重合型レジンセメントで52％、化学重合型レジンセメントで61％であった。統計的に有意な差（P>0.05）は、2つの接着剤間で認められなかった。

（Sjögren G, et al. Acta Odontol Scand 1998；56（5）：263-267.）

辺縁適合性と接着性セラミックインレーの適合性

　この in vitro 研究では、CAD/CAM ならびにラボで製作したセラミックインレーの負荷（機能）前、負荷（機能）中、負荷（機能）後でマージン適合性を比較した。6個の MOD インレーは、1つの歯頸部マージンを象牙質内に、もう1つをエナメル質内とする規格化した設計を行い、各（製作法に対して）インレーを形成した。CAD/CAM による MGC（Machinable Glass Ceramic, MACOR®：機械加工用ガラスセラミックス）ガラスセラミックインレー、CAD/CAM による長石系ポーセレンインレー、ラボ製作によるガラスセラミックインレー、ラボ製作による長石系ポーセレンインレーである。これらに適切な接着用複合材料を使用した。修復した歯は、咬合荷重、熱サイクル、歯ブラシと歯磨き粉の摩耗および in vitro での化学分解試験に供した。マージンの適合は、SEM を用い窩洞面のマージンのすべての長さに沿い、またマージンの選択した部位に沿い定量化した。臨床対応の0、0.5、1.0、2.7、および5.0年と一致して in vitro テストの追跡をした。加えて、接着したインレーのマージン適合性は SEM にて評価した。エナメル質内での初期マージン適応はすべての群においてすぐれていた。in vitro 試験の後、すべての群において有意なマージン部の不適合が認められた。特にエナメル質内と象牙質内の両方のマージンの歯頸部においては、マージン部が開いていた割合が高かった。

a

（Krejci I, et al. J Dent 1993；21（1）：39-46.）

CAD/CAM inlay and onlay

接着したインレー修復物により修復された形成歯の破壊抵抗

問題提示：歯牙形成は、残された歯（構造）を弱くする。
目的：本研究では、無処置、形成、ならびに修復されたヒト上顎小臼歯の強度を測定し比較することを試みた。
材料と方法：50の無処置歯でう蝕のないヒト上顎小臼歯を、常温重合アクリルに歯根を埋め込みマウントされた各10歯で5群に分けた。最初の群は、形成のない無処置の歯であった。他の4群は、II級のMOD形成を水冷式高速ハンドピースにて行った。第1群では、窩洞形成部にCAD/CAMセラミックインレーを装着して修復した。第2群では、形成部にCAD/CAMレジンインレー（酸エッチングやエアーアブレーション）を装着して修復した。最後の群では、歯は形成したが修復しなかった。試料は、直径4.82mmのスチール製プランジャーがクロスヘッドスピード0.5mm/minで装着された万能試験機で個別に試験した。プランジャーは、修復物のマージンを越え唇舌に三角の隆起で接触した。最大破断荷重（N）は各試料で測定した。平均値を算出し、分散分析（$P \leq 0.05$）で分析した。
結果：MOD形成は約59％歯を弱くした。セラミックスまたはレジンインレーにて歯を修復することは、この試験システムにおいては歯を有意に強化することはできなかった。修復された歯のうち、メーカーの推奨事項で接着された間接法によるレジンインレーは最高の破壊抵抗を示した。　　　　（St-Georges AJ, et al. J Prosthet Dent 2003；89（6）：551-557.）

ポーセレン築盛したCICERO、CERECと
プロセラアンレーの辺縁適合性と短期臨床成績

問題提示：アンレー形成は、オールセラミックスのアンレーコアのコンピュータ表面デジタル化やCAD/CAMにとって非常に複雑な面がある。
目的：本研究では、CICERO、CERECとプロセラのコアテクノロジーでアンレーが製作できるという仮説を検証した。
材料と方法：17名の患者（11名の女性と6名の男性）において15の下顎臼歯と10の上顎臼歯がインレーの形成をされた。アンレーのデザインは実験用で行った。臼歯は隣接部ボックスと歯肉縁の深いところはシャンファーで、また機能咬頭周囲を形成した。非機能咬頭は幅広いベベルで形成した。8つの形成された石膏歯型はレーザー光線（CICERO）で計測し、10個の歯型はレーザー光（CEREC）で計測し、7個の歯型は接触プローブ（プロセラ）で計測した。2つのアンレーコアは同じ石膏歯型のために製作した。1つのコアは、石膏歯型との適合性を分析するのに用い、他のコアは解剖学的構造、審美性、そしてアンレーとの適合性を最適化するため、セラミックスを築盛し接着させた。石膏歯型のアンレーコアの適合と石膏模型でのセメント厚みは顕微鏡のデジタル画像処理システムで計測した。アンレーは2年6ヵ月ごとに機能を評価した。
結果：CICEROシステムによるマージン部の計測は、（1）正確（エラー＜4％）で（2）SDが9μm未満と精密であった。アンレー形成のデザインとしては、CERECシステムによる光学次元マッピングのために、すべての表面のポイントが単一視点から視認できることが推奨される。プロセラの接触型プローブの表面測定のため、形成面に向かってのサファイア先端の向きが重要であり、辺縁内面を滑らかにするためワックスを塗布する必要があった。石膏歯型のCICERO、CERECとプロセラのコアとのマージンギャップは、それぞれ、74μm（SD15）、85μm（SD40）、68μm（SD53）であった。セメントは、81μm（SD64）の幅であった。破折は発生しなかった。
結論：アンレーコアのマージンギャップは85μmだけであった。セミコンピュータ製造によるアンレーのセメント幅は81μmで、臨床的に許容でき、強固なオールセラミックアンレーにとって良好な測定値であった。しかし、この値だけでなく、アンレーは解剖学的および審美的な面で歯科技工士によるポーセレン前装の技量に依存していた。
　　　　　　　　　　　　　　　　　　　　　　　　　　　　　　（Denissen H, et al. J Prosthet Dent 2000；84（5）：506-513.）

補綴・デジタルデンティストリーのための重要キーワード10

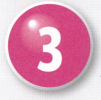

Accuracy of CAD/CAM crown
CAD/CAM クラウンの精度

CAD/CAMシステムによるクラウンは審美修復として現在主に選択される歯冠補綴装置である。この中にはさまざまな種類の材料が含まれるが、その適合精度は二次う蝕等の予後に関与することからも、昔も今も注目すべき要点のひとつとなっている。現在では、適合向上の形成方法とともにその適合精度も向上し、どの素材においてもかなり良好な適合性が得られるようになってきている。

（Nakamura T, Sugano T, Usami H, Wakabayashi K, Ohnishi H, Sekino T, Yatani H. Fitting accuracy and fracture resistance of crowns using a hybrid zirconia frame made of both porous and dense zirconia. Dent Mater J 2015；34（2）：257-262.）

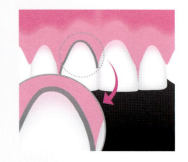

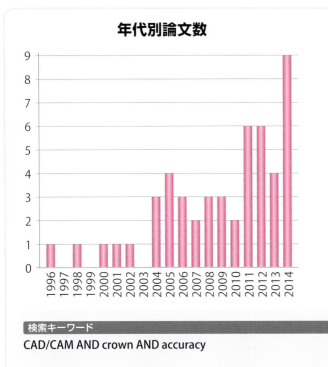

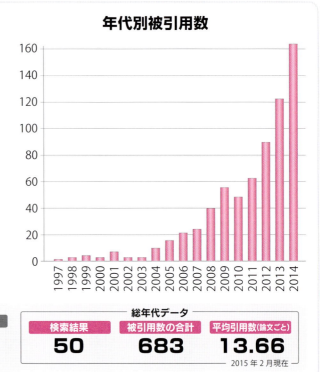

検索キーワード
CAD/CAM AND crown AND accuracy

総年代データ
検索結果 50　被引用数の合計 683　平均引用数(論文ごと) 13.66
2015年2月現在

3 Accuracy of CAD/CAM crown

トムソン・ロイターが選んだベスト20論文

	タイトル・和訳	2011年	2012年	2013年	2014年	合計引用数	平均引用数（1年ごと）
引用数 1位	Bindl A, Mörmann WH. Marginal and internal fit of all-ceramic CAD/CAM crown-copings on chamfer preparations. J Oral Rehabil 2005；32(6)：441-447. シャンファー形成のオールセラミック CAD/CAM クラウンコーピングにおけるマージンと内面の適合	9	18	9	20	94	8.55
引用数 2位	Boening KW, Wolf BH, Schmidt AE, Kästner K, Walter MH. Clinical fit of Procera AllCeram crowns. J Prosthet Dent 2000；84(4)：419-424. Procera AllCeram クラウンの適合	9	5	8	10	61	3.81
引用数 3位	Witkowski S, Komine F, Gerds T. Marginal accuracy of titanium copings fabricated by casting and CAD/CAM techniques. J Prosthet Dent 2006；96(1)：47-52. 鋳造と CAD/CAM 技術で製作されたチタンコーピングのマージン精度	4	6	7	7	44	4.40
引用数 4位	Naert I, Van der Donck A, Beckers L. Precision of fit and clinical evaluation of all-ceramic full restorations followed between 0.5 and 5 years. J Oral Rehabil 2005；32(1)：51-57. オールセラミック修復の適合精度と臨床評価として5年予後を0から中央点5（つまり10点満点）で検討	6	2	6	4	36	3.27
引用数 5位	Andersson M, Carlsson L, Persson M, Bergman B. Accuracy of machine milling and spark erosion with a CAD/CAM system. J Prosthet Dent 1996；76(2)：187-193. CAD/CAM システムによる機械ミリング加工とスパークエロージョン加工の精度	2	2	1	1	36	1.80
引用数 6位	Quante K, Ludwig K, Kern M. Marginal and internal fit of metal-ceramic crowns fabricated with a new laser melting technology. Dent Mater 2008；24(10)：1311-1315. 新しいレーザー溶融技術により製作された金属セラミック冠のマージンと内面の適合性	6	9	9	8	35	4.38
引用数 7位	Persson A, Andersson M, Oden A, Sandborgh-Englund G. A three-dimensional evaluation of a laser scanner and a touch-probe scanner. J Prosthet Dent 2006；95(3)：194-200. レーザースキャナとタッチプローブスキャナの3次元評価	3	4	3	8	34	3.40

補綴・デジタルデンティストリーのための重要キーワード10（関連性の高い論文和訳）

トムソン・ロイターが選んだベスト20論文

	タイトル・和訳	2011年	2012年	2013年	2014年	合計引用数	平均引用数（1年ごと）
引用数 8位	Ebert J, Ozkol E, Zeichner A, Uibel K, Weiss O, Koops U, Telle R, Fischer H. Direct inkjet printing of dental prostheses made of zirconia. J Dent Res 2009 ; 88（7）: 673-676. 直接インクジェット印刷法によるジルコニア製の歯科補綴装置	1	5	5	13	28	4.00
引用数 9位	Tsitrou EA, Northeast SE, van Noort R. Evaluation of the marginal fit of three margin designs of resin composite crowns using CAD/CAM. J Dent 2007 ; 35（1）: 68-73. CAD/CAMを用いたレジン冠の3種類のマージン形態における辺縁適合性の評価	2	5	5	6	28	3.11
引用数 10位	Lee KB, Park CW, Kim KH, Kwon TY. Marginal and internal fit of all-ceramic crowns fabricated with two different CAD/CAM systems. Dent Mater J 2008 ; 27（3）: 422-426. 2つの異なるCAD/CAMシステムで製作されたオールセラミッククラウンのマージンと内面の適合性	4	5	7	8	26	3.25
引用数 11位	Luthardt RG, Bornemann G, Lemelson S, Walter MH, Hüls A. An innovative method for evaluation of the 3-D internal fit of CAD/CAM crowns fabricated after direct optical versus indirect laser scan digitizing. Int J Prosthodont 2004 ; 17（6）: 680-685. 間接法レーザースキャンと比べた直接法光学印象後で製作されたCAD/CAMクラウンの3次元的内面適合性の評価のための画期的な方法	3	4	6	4	26	2.17
引用数 12位	Willer J, Rossbach A, Weber HP. Computer-assisted milling of dental restorations using a new CAD/CAM data acquisition system. J Prosthet Dent 1998 ; 80（3）: 346-353. 新しいCAD/CAMデータ収集システムを用いたコンピュータ支援製作による歯科修復物	1	1	2	5	25	1.39
引用数 13位	Nakamura T, Tanaka H, Kinuta S, Akao T, Okamoto K, Wakabayashi K, Yatani H. In vitro study on marginal and internal fit of CAD/CAM all-ceramic crowns. Dent Mater J 2005 ; 24（3）: 456-459. CAD/CAMによるオールセラミッククラウンのマージンならびに内面適合性におけるin vitroの研究	2	1	2	2	19	1.73
引用数 14位	Hotta Y, Miyazaki T, Fujiwara T, Tomita S, Shinya A, Sugai Y, Ogura H. Durability of tungsten carbide burs for the fabrication of titanium crowns using dental CAD/CAM. Dent Mater J 2004 ; 23（2）: 190-196. 歯科用CAD/CAMを用いたチタンクラウン製作のためのタングステンカーバイドバーの耐久性	2	0	0	1	17	1.42

トムソン・ロイターが選んだベスト**20**論文

	タイトル・和訳	2011年	2012年	2013年	2014年	合計引用数	平均引用数（1年ごと）
引用数 **15**位	Persson AS, Odén A, Andersson M, Sandborgh-Englund G. Digitization of simulated clinical dental impressions：virtual three-dimensional analysis of exactness. Dent Mater 2009；25（7）：929-936. シミュレーションにおける臨床での歯科印象のデジタル化：仮想3次元解析の正確性	2	3	7	3	16	2.29
引用数 **16**位	Martínez-Rus F, Suárez MJ, Rivera B, Pradíes G. Evaluation of the absolute marginal discrepancy of zirconia-based ceramic copings. J Prosthet Dent 2011；105（2）：108-114. ジルコニアベースのセラミックコーピングにおけるマージン不適合の評価	0	5	5	5	15	3.00
引用数 **17**位	Beuer F, Aggstaller H, Richter J, Edelhoff D, Gernet W. Influence of preparation angle on marginal and internal fit of CAD/CAM-fabricated zirconia crown copings. Quintessence Int 2009；40（3）：243-250. 形成時のテーパー角が CAD/CAM により製作したジルコニアクラウンのコーピングのマージンと内面の適合性に与える影響	1	3	5	3	13	1.86
引用数 **18**位	Beuer F, Edelhoff D, Gernet W, Naumann M. Effect of preparation angles on the precision of zirconia crown copings fabricated by CAD/CAM system. Dent Mater J 2008；27（6）：814-820. 形成時のテーパー角が CAD/CAM システムにより製作されたジルコニアクラウンコーピングの精度に与える影響	2	2	4	2	11	1.38
引用数 **19**位	Schaefer O, Watts DC, Sigusch BW, Kuepper H, Guentsch A. Marginal and internal fit of pressed lithium disilicate partial crowns in vitro：a three-dimensional analysis of accuracy and reproducibility. Dent Mater 2012；28（3）：320-326. In vitro におけるプレス成型されたニケイ酸リチウムの部分被覆冠におけるマージンと内面適合性：精度と再現性の3次元解析	0	0	7	3	10	2.50
引用数 **20**位	Miyazaki T, Hotta Y. CAD/CAM systems available for the fabrication of crown and bridge restorations. Aust Dent J 2011；56 Suppl 1：97-106. クラウンとブリッジ修復物の製作に使用可能な CAD/CAM システム	0	0	4	6	10	2.00

Marginal and internal fit of all-ceramic CAD/CAM crown-copings on chamfer preparations

シャンファー形成のオールセラミック CAD/CAM クラウンコーピングにおけるマージンと内面の適合

Bindl A, Mörmann WH.

　コンピュータ支援設計・コンピュータ支援製造（CAD/CAM）のオールセラミック臼歯部クラウンコーピングのマージンと内面適合性の評価は、従来の技術と同様な適合精度を示す。6つのクラウン形成した歯は各々12回複製し計72個の石膏歯型とした。スリップキャスト（In-Ceram Zirconia®）、熱によるプレス（Empress II®）、と CAD/CAM クラウンコーピング（Cerec inLab®、DCS®〔DC-ジルコン〕、Decim® と Procera®）を各々12の歯型に設置した。マージンと内面のギャップ幅は、倍率120倍の SEM にて計測した。マージン部ギャップはスリップキャストの25+/-18μm で、Empress II®コーピングの44+/-23μm より有意に小さかった（P<0.05）。Procera®（17+/-16μm）と Decim®（23+/-17μm）はスリップキャスト（25+/-18μm）と差がなかった。しかし、Empress II®（44+/-23μm）や Cerec inLab®（43+/-23μm）に比べて小さかった（P<0.001、P<0.05）。DCS®は33+/-20μm と他のどれとも差がなかった（P>0.05）。頬側中央部の内面ギャップは Procera®が136+/-68μm で Decim®の81+/-30μm やスリップキャストの94+/-84μm より大きかった（P<0.05）。一方、Empress II®の105+/-53μm や DCS の110+/-79μm や Cerec inLab®の114+/-58μm は Decim や Procera®およびスリップキャストと有意な差はなかった（P>0.05）。内面の近遠心のギャップ幅も同様であった。従来法と CAD/CAM による臼歯部オールセラミッククラウンコーピングの適合は、同じギャップ幅の範囲であり、想定した仮説を確証した。

（J Oral Rehabil 2005；32（6）：441-447.）

Evaluation of the marginal and internal fit of all-ceramic molar crown-copings hypothesizing that Computer Aided Design/Computer Aided Manufacturing (CAD/CAM) fabrication shows the same accuracy of fit as conventional techniques. A set of six individual crown preparations was duplicated 12 times yielding 72 plaster dies. Slip-cast (In-Ceram Zirconia®), heat-pressing (Empress II®) and CAD/CAM crown-copings (Cerec inLab®, DCS®, Decim® and Procera®) were seated on 12 dies each. Marginal and internal gap width was measured in the SEM at 120x magnification. Marginal gap of slip-cast (25 +/- 18μm) was significantly (P < 0.05) smaller than that of Empress II® (44 +/- 23 μm) copings. Procera® (17 +/- 16μm) and Decim® (23 +/- 17 μm) did not differ (P > 0.05) from slip-cast (25 +/- 18 μm) but were smaller (P < 0.001/P < 0.01) than Empress II® (44 +/- 23 μm) and Cerec inLab® (43 +/- 23 μm) (P < 0.001/P < 0.05). DCS® (33 +/- 20 μm) did not differ (P > 0.05) from any of the others. The internal mid-orobuccal gap width of Procera® (136 +/- 68 μm) was larger (P < 0.001) than that of Decim® (81 +/- 30 μm) and slip-cast (94 +/- 84 μm) (P < 0.05) while Empress II® (105 +/- 53 μm), DCS (110 +/- 79 μm) and Cerec inLab® (114 +/- 58 μm) did not differ significantly (P > 0.05) from Decim®, Procera® and slip-cast. Internal mesiodistal gap width was similar. The fit of conventional and CAD/CAM all-ceramic molar crown-copings covered the same range of gap width confirming the assumed hypothesis.

Accuracy of CAD/CAM crown

Clinical fit of Procera AllCeram crowns

Procera AllCeram クラウンの適合

Boening KW, Wolf BH, Schmidt AE, Kästner K, Walter MH.

問題の提示：色調安定性、強度、そして適合精度は、セラミッククラウンのための主要要件である。Procera AllCeram クラウンのシステムはオールセラミッククラウンを製作するのに使用される CAD/CAM システムであり、乾燥焼結、酸化アルミニウムコア、そして臨床に必要な条件に合っているようである。しかし、オールセラミッククラウンの臨床的な適合性についての論文は少ない。

目的：この in vivo 研究は、前歯と臼歯の Procera AllCeram クラウンの適応精度を測定した。

材料と方法：80の前歯および臼歯部 Procera AllCeram クラウンの臨床的適合は、歯とクラウン間のスペースを埋めるためのライトボディのシリコーンと、それを支持するためのヘビーボディシリコーンを用いるレプリカ法で評価した。製作したクラウンから取り出した後に、複製を分割し、膜厚測定を光学顕微鏡にて行った。

結果：マージンのギャップ幅の中央値は前歯部で80〜95μm、臼歯部で90〜145μm であった。マージンの最大ギャップ幅の中央値は前歯部で80〜180μm、臼歯部で115〜245μm であった。

結論：Procera AllCeram によって達成される適合精度は、他の従来ならびに革新的なシステムに匹敵するものであった。

（J Prosthet Dent 2000；84（4）：419-424.）

Statement of problem. Color stability, strength, and accuracy of fit are the main requirements for complete-ceramic crowns. The Procera AllCeram crown system is a CAD/CAM system used to fabricate individual complete ceramic crowns that have a dry sintered, aluminum oxide core and appear to match clinical requirements. However, there are few articles about the clinical fit of all-ceramic crowns. Purpose. This in vivo study measured the accuracy of fit of Procera AllCeram crowns in anterior and posterior teeth. Material and methods. The clinical fit of 80 anterior and posterior Procera AllCeram crowns was evaluated by a replica technique with a light body silicone to fill space between crown and tooth and a heavy body silicone to stabilize the light body film. After removal from the artificial crowns, the replicas were segmented, and measurements of the film thickness were performed with a light microscope. Results. Medians of mean marginal gap widths were between 80 and 95 μm in anterior teeth and between 90 and 145 μm in posterior teeth. Medians of maximal marginal gap widths ranged from 80 to 180 μm in anterior teeth and from 115 to Conclusion. The accuracy of fit achieved by Procera AllCeram was comparable to other conventional and innovative systems.

Marginal accuracy of titanium copings fabricated by casting and CAD/CAM techniques

鋳造とCAD/CAM技術で製作された
チタンコーピングのマージン精度

Witkowski S, Komine F, Gerds T.

問題の提示：コンピュータ支援設計／コンピュータ支援製造（CAD/CAM）技術は、歯科修復物のマージン適合性を高める。しかしながら、さまざまなCAD/CAMシステムで製造された修復物のマージン精度について、有効な情報はほとんどなかった。

目的：本研究の目的は、3つの異なるCAD/CAMシステムと一般的な鋳造法によるチタンコーピングの製作におけるマージン精度と製作時間を比較評価することである。

材料と方法：人間の上顎中切歯の石膏歯型64個（シャンファー形態でメタルセラミッククラウン用）を4つのグループに分けた（n=16）。試料はチタンコーピングに使用するCAD/CAMシステムのPro50（PRO）、DCS（DCS）とエベレスト（EVE）で修復した。従来のチタン鋳造法Biotan（GIO）を対照とした。修復物のマージンと形成面との垂直および水平の不適は手作業による修正前後で個々に計測した。この改良（修正）には歯垢検知液を使用し、コーピングの内面の突起状欠陥を除去することで仕上げた。コーピングのマージン不適は4つの標準的な領域を10回測定し（各マージンを合計160回測定し）、評価した。反復測定分散分析はマージン精度を分析するために用いた。コーピング精製時間はクラスカル‐ウォリス、そして事後検定ウィルコクソン順位検定で分析した（$\alpha=0.05$）。

結果：マージンの不適は手作業でマージン修正する前が32.9〜127.8μmで、後が3.4〜58.4μmの範囲であった。最初の製造と比べた場合、手作業での修正はマージン精度を有意に改善した（P<0.0001）。マージン精度に関する利益度は、PROで74.1％、DCSで69.7％、EVEで68.7％であり、コントロールのBIOは69.2％であった。手作業での修正時間の中央値は、PROが6.0分、DCSで9.5分、EVEで4.0分、BIOで4.0分であった（クラスカル‐ウォリス検定：P<0.0001）。

結論：手作業での調整はCAD/CAMシステムにより製造されるチタンコーピングのマージン精度を有意に向上させる。一番高いマージン精度は、より長い時間をかけたDCSシステムで達成できた。

（J Prosthet Dent 2006；96（1）：47-52.）

Statement of problem. Advances in computer-aided design/computer-assisted manufacturing(CAD/CAM)technology purportedly enhance the marginal fit of dental restorations. However, little information is available on the marginal accuracy of restorations manufactured with various CAD/CAM systems. Purpose. The purpose of this study was to evaluate and compare the marginal accuracy and refinement time of titanium copings fabricated by 3 different CAD/CAM systems relative to standard casting techniques. Material and methods. Sixty-four stone die duplicates of a human maxillary central incisor, prepared for a metal-ceramic crown, with a uniform chamfer design, were divided into 4 groups(n = 16). The specimens were restored with titanium copings using CAD/CAM systems Pro 50(PRO), DCS(DCS), and Everest(EVE). A conventional titanium casting technique, Biotan(BIO), served as a control. Vertical and horizontal discrepancies between restoration margins and the preparations were each measured before and after manual refinement. This refinement was completed using a disclosing agent and by removing the internal positive defects of the copings. The marginal discrepancies of the copings were evaluated at 4 standard areas using 10 measurements, for a total of 160 measurements of each margin. Repeatedmeasures ANOVA was used for analyzing marginal accuracy. The coping refinement time was analyzed with the Kruskal- Wallis and post hoc Wilcoxon rank surn tests(alpha = .05). Results. The marginal discrepancies(mu m)ranged from 32.9 to 127.8 before and from 3.4 to 58.4 after the manual refinement of copings. Manual refinement significantly improved the marginal accuracy(P < .0001)when compared with the initial fabrication. The relative(%)gain of marginal accuracy was PRO, 74.1%; DCS, 69.7%; EVE, 68.7%; and the control, BIO, 69.2%. The median duration of manual refinement time in minutes was 6.0 for PRO, 9.5 for DCS, 4.0 for EVE, and 4.0 for BIO(Kruskal-Wallis-test: P < .0001). Conclusion. Manual adjustment significantly improves the marginal accuracy of CAD/CAM system-fabricated titanium copings. The highest marginal accuracy was achieved with the DCS system, using a longer refinement time.

Accuracy of CAD/CAM crown

Precision of fit and clinical evaluation of all-ceramic full restorations followed between 0.5 and 5 years.

オールセラミック修復の適合精度と臨床評価として5年予後を0から中央点5（つまり10点満点）で検討

Naert I, Van der Donck A, Beckers L.

　現在のCAD/CAMシステムは歯科診療で急速に重要性を高めてきている。それらの中には金属フリーで強度と審美性を併せもつことを目的とした製品がある。本研究では、1つの臨床施設で300のオールセラミック全部被覆修復物（Procera®，スウェーデン）を5年間追跡した臨床的な挙動とマージン適合ならびにクラウンの適合性を報告する。接着前後でのマージンの適合性とコーピングの適合性を実験検査と同じように切断後に直接測定により判定した。300個のオールセラミック修復は1994～1998年の間で165人の患者に装着された。2000年末前に、歯周組織に対する影響検査と同様にカルフォルニア歯科医師会の質評価指標（自身の評価）を用いて患者はそれら修復物の評価を行うためリコールされた。このin vitroのデータは、アルミナコーピングの歯牙接着前後で30μmの平均マージン適合を示した。しかし、シャンファーの最深部では、その幅は135μmに増加した。臨床試験において破折したのは1つの修復物のみであった。しかし一方で、セラミックスの小さな破折が6％で起こっていた。後者を研磨した後は、患者から永続的な訴えは残らなかった。最後の定期診査で、マージンの1.8％は容認できないと評価された。72名の歯科医師は、78％の修復物の表面、色調そして解剖学的形態がそれぞれ優秀であると評価した。87％の患者は、それらの修復物が機能のためと同様に審美的にもアナログスケールの目盛上で7/10以上であると評価した。

（J Oral Rehabil 2005；32（1）：51-57.）

Currently CAD-CAM systems are rapidly gaining importance in dental practice as some of their products aim to combine aesthetics with strength and are free of metals. This study reports on the crown adaptation, marginal fit and clinical behaviour of 300 all-ceramic full coverage restorations(Procera®, Gothenburg, Sweden)placed in one clinical centre and followed up to 5 years. The marginal fit and coping adaptation before and after luting was determined by direct measurement as well as after sectioning in a laboratory study. Three hundred all-ceram restorations were installed in 165 patients between 1994 and 1998. Before the end of 2000, patients were recalled to assess their restorations, using the California Dental Association quality evaluation index, their own appreciation, as well as the reaction towards the periodontium. The in vitro data revealed a mean marginal adaptation of 30 μm, before and after luting of the Al_2O_3 coping onto the tooth. However, at the deepest part of the chamfer, the distance increased to 135 μm. In the clinical study only one restoration fractured, while in 6% small porcelain infractions occurred. After polishing the latter, no persistent patient complaints remained. At the last recall visit 1.8% of the margins were rated unacceptable. Dentists rated 72 and 78% of the restorations excellent for surface, colour and anatomic form respectively. Eighty-seven per cent of the patients rated their restorations more than 7/10 on an ordered analogue scale for aesthetics as well as for function.

CAD/CAMシステムによる機械ミリング加工とスパークエロージョン加工の精度

　CAD/CAMをベースにしたクラウンと固定性ブリッジの製作方法は、ロストワックス法と合金鋳造法に取って代わる方法である。このプロセスには2つのステップが含まれる。つまりミリングとスパークエロージョンである。コンピュータ支援設計（CAD）で臨床的に許容できる修復物とするには、ミリングおよびスパークエロージョン過程の精度に大きく依存しており、これら2つのプロセスはCADファイルで製作されたクラウンデータを製作することが可能でなくてはならない。本研究では、CADファイルにある既知の立体物の寸法とProcera® CAD/CAMシステムにより製作された特定の幾何学的立体物とを、製造誤差をミリング（楕円形＋／－6.5μm、正方形＋／－3.4μm、シリンダ形＋／－5.8μm）とスパークエロージョン（楕円形＋／－8.6μm、正方形＋／－10.4μm）で決めて、比較することで精度を評価した。この製造工程における精度は、このシステムのマージン部ギャップの大きさが100μm未満であり、クラウンの臨床的な許容範囲で製作できることを示している。

(Andersson M, et al. J Prosthet Dent 1996；76（2）：187-193.)

新しいレーザー溶融技術により製作された金属セラミック冠のマージンと内面の適合性

目的：このin vivoでの調査目的は、新しいレーザー溶接手順（BEGO Medical, ドイツ）で製作されたメタルセラミッククラウンのマージンと内面の適合の評価と、それらクラウンのセラミック焼成によるマージンと内面の精度への影響を調査することである。
方法：支台歯形成後、ポリビニルシロキサンによる印象採得と鋳造を行い、各支台歯はストリップ光投影により非接触でスキャンした。フィニッシングラインと金属コーピングの仮想構造体は、コンピュータにて決められた。使用したメタルコーピングCAD/CAMソフトはBEGO MEDICAL製である。非貴金属合金（Wirobond C）と貴金属合金（BioPontoStar）〔どちらもBEGO Medical〕は、今回の研究では各14の修復物に使用した。試料の内面とマージン精度にはシリコーンインジケーターペースト（フィットチェッカー，ジーシー）を用いて調べた。設置後にシリコーンフィルムはアクリルレジンに包埋し、4切片にした。各スライスは、マージン部には60倍の倍率で、咬合面部の適合には15倍の倍率でデジタル写真を撮影した。シリコーン層の厚みはそれぞれ光学顕微鏡を用いて10の基準点、計3,360の計測点を計測した。この手順をセラミック焼成後に技工所と歯科医院での口腔内調整後に繰り返し行った。
結果：2種の合金間に統計的に有意な差はいずれもみられなかった。マージンの不適合の平均値の範囲は、どちらの合金も74〜99μmであった。内面のギャップは、250〜350μmの範囲であった。セラミックスの焼成は、マージンでの不適合を増加させる一方で、内面のギャップを特に咬合面で減少させた。しかし、1つのケースのみわずかな統計的な有意を決定することができただけである（P＝0.046）。
重要性：このin vivo研究の結果は、レーザー溶融技術で生産されたクラウンのマージンと内面の精度が従来の製造手順によるものと同等であることを示した。

(Quante K, et al. Dent Mater 2008；24（10）：1311-1315.)

Accuracy of CAD/CAM crown

レーザースキャナとタッチプローブスキャナの3次元評価

問題提示：歯科修復物の適合は、製造プロセス全体を通して、その品質に依存する。例えば歯のような複雑形態である物体の表面形状を評価することは困難であり、以前から正確な参考文献はない。

目的：本研究の目的は、2つの歯科用表面デジタル化装置の再現性と相対的な精度を測定することである。コンピュータ支援設計(CAD)技術は、3次元的な変位を計算し表示し評価するために用いた。

材料と方法：全部被覆冠のための支台歯形成された10個の歯型は、予備焼結されているイットリア安定化正方晶ジルコニア(Y-TZP)で製作した。表面は光学または機械的なデジタイザ(読み取り装置)で3回ずつデジタル化した。個々の読み込みから点群の点数が算出され、CAD参照モデル(CRM)として用いられた。調整は、基準距離を最小化することにより作用する描記ソフトウエアにて行った。色差マップにおいては、CRMの表面と3次元表面モデル間での不一致であった場所の分布が識別されて特定された。

結果：両方のスキャナの精度の再現性は、10μmの範囲であり、これは平均値の絶対値とSDに基づいている。定量的な評価では、光学デジタイザ(読み取り装置)は均一に分布したバラつきが得られ、機械的デジタイザは表面に明らかなバラつきを示さなかった。デジタル化装置の2つの表面の相対精度は、中央値を基にして +/- 6 μm の範囲内であった。

結論：光学デジタイザの再現性は機械的デジタイザと同等であり、相対精度も同様であった。

(Persson A, et al. J Prosthet Dent 2006；95(3)：194-200.)

CAD/CAMを用いたレジン冠の3種類のマージン形態における辺縁適合性の評価

目的：CEREC 3システムで製造されたレジン冠のベベル、シャンファーとショルダーの3つの異なるマージン形態におけるマージン適合性を調べるため、レプリカ法と接着剤を用いた。

方法：タイポドントの臼歯を印象採得して3つの主模型を製作し、全部被覆冠の形成をベベル、シャンファーとショルダーのマージン形態で行った。各鋳造を10回繰り返した(n=10)。複写とクラウン設計のためのスキャンは、CEREC Scan™システムを用いて行った。クラウンは、パラダイム MZ100™のハイブリッドレジンブロックから削り出した。クラウンの辺縁適合性は、レプリカ法(AquaSil™ LV, Dentsply)とレジンセメント(RelyX™ Unicem Aplicap™)を用いて遊動顕微鏡で測定し評価した。統計解析は2要因の分散分析を用いて行った。

結果：レプリカテクニックでの平均マージンギャップは、ベベル群が105+/-34μm、シャンファー群が94+/-27μmでショルダー群が91+/-22μmを示した。レジンセメントの平均マージンギャップは、ベベル群で102+/-28μm、シャンファー群で91+/-11μm、ショルダー群で77+/- 8 μmであった。2要素の分散分析では、使用される接着方法にかかわらず3つのフィニッシュラインの群に統計的有意差はなかった。

結論：CEREC 3システムで製作されたハイブリッドクラウンのマージンギャップは臨床的に許容範囲であり、フィニッシュラインの形態や使用する接着法に関係はなかった。

(Tsitrou EA, et al. J Dent 2007；35(1)：68-73.)

補綴・デジタルデンティストリーのための重要キーワード10

Accuracy of CAD/CAM bridge
CAD/CAM ブリッジの精度

CAD/CAMシステムのブリッジは、現在ではかなり精度よく大きな装置まで対応可能となりつつあり、光学印象法においても3ユニットでは臨床応用が十分可能な精度が得られている。ただし、セラミックス等で製作した場合はロウ着などが行えないため、さらなる精度向上の研究が現在でも進められている。

(四ツ谷護, 宅間裕介, 佐藤亨, 安田博光, 新谷明則, 佐瀬俊之. 口腔内スキャナーを用いた光学印象により製作された前歯部ジルコニアセラミックブリッジフレームの適合性に関する研究. 歯科学報 2014；114(3)：227-234.)

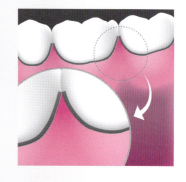

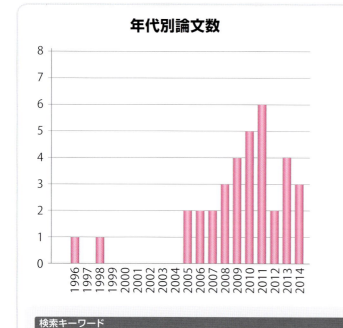

年代別論文数

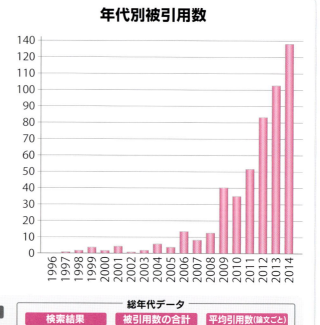

年代別被引用数

検索キーワード
CAD/CAM AND fixed partial dentures AND accuracy

総年代データ
検索結果	被引用数の合計	平均引用数(論文ごと)
32	508	15.88

2015年2月現在

❹ Accuracy of CAD/CAM bridge

トムソン・ロイターが選んだベスト**20**論文

	タイトル・和訳	2011年	2012年	2013年	2014年	合計引用数	平均引用数（1年ごと）
引用数 1位	Reich S, Wichmann M, Nkenke E, Proeschel P. Clinical fit of all-ceramic three-unit fixed partial dentures, generated with three different CAD/CAM systems. Eur J Oral Sci 2005；113(2)：174-179. 3種類の異なるCAD/CAMシステムによるオールセラミック3ユニット固定性ブリッジの臨床的適合性	18	15	16	19	121	11.00
引用数 2位	Beuer F, Aggstaller H, Edelhoff D, Gernet W, Sorensen J. Marginal and internal fits of fixed dental prostheses zirconia retainers. Dent Mater 2009；25(1)：94-102. ジルコニア固定性補綴装置における支台装置のマージン部と内面の適合性	10	14	10	16	67	9.57
引用数 3位	Andersson M, Carlsson L, Persson M, Bergman B. Accuracy of machine milling and spark erosion with a CAD/CAM system. J Prosthet Dent 1996；76(2)：187-193. CAD/CAMシステムによる機械ミリング加工とスパークエロージョン加工の精度	2	2	1	1	36	1.80
引用数 4位	Willer J, Rossbach A, Weber HP. Computer-assisted milling of dental restorations using a new CAD/CAM data acquisition system. J Prosthet Dent 1998；80(3)：346-353. 新しいCAD/CAMデータ収集システムを用いた歯科修復物のCAM	1	1	2	5	30	1.67
引用数 5位	Abduo J, Lyons K, Swain M. Fit of zirconia fixed partial denture：a systematic review. J Oral Rehabil 2010；37(11)：866-876. ジルコニア固定性ブリッジの適合：システマティックレビュー	0	6	5	17	28	4.67
引用数 6位	Moldovan O, Luthardt RG, Corcodel N, Rudolph H. Three-dimensional fit of CAD/CAM-made zirconia copings. Dent Mater 2011；27(12)：1273-1278. CAD/CAM製作のジルコニアコーピングの3次元的適合性	0	4	7	8	19	3.80
引用数 7位	Gonzalo E, Suárez MJ, Serrano B, Lozano JF. Marginal fit of Zirconia posterior fixed partial dentures. Int J Prosthodont 2008；21(5)：398-399. ジルコニア臼歯部固定性ブリッジのマージン適合性	5	3	1	4	18	2.25

トムソン・ロイターが選んだベスト20論文

	タイトル・和訳	2011年	2012年	2013年	2014年	合計引用数	平均引用数（1年ごと）
引用数 8位	Martínez-Rus F, Suárez MJ, Rivera B, Pradíes G. Evaluation of the absolute marginal discrepancy of zirconia-based ceramic copings. J Prosthet Dent 2011；105(2)：108-114. ジルコニアベースのセラミックコーピングにおけるマージンの絶対的な不一致の評価	0	5	6	5	16	3.20
引用数 9位	Kohorst P, Junghanns J, Dittmer MP, Borchers L, Stiesch M. Different CAD/CAM-processing routes for zirconia restorations：influence on fitting accuracy. Clin Oral Investig 2011；15(4)：527-536. ジルコニア修復のための異なるCAD/CAM製作方法：適合精度に対する影響	0	5	5	5	15	3.00
引用数 10位	Beuer F, Edelhoff D, Gernet W, Naumann M. Effect of preparation angles on the precision of zirconia crown copings fabricated by CAD/CAM system. Dent Mater J 2008；27(6)：814-820. CAD/CAMシステムにより製作されたジルコニアクラウンコーピングの精度への支台歯テーパー角の効果	3	2	4	3	15	1.88
引用数 11位	Karl M, Wichmann MG, Heckmann SM, Krafft T. Strain development in 3-unit implant-supported CAD/CAM restorations. Int J Oral Maxillofac Implants 2008；23(4)：648-652. 3ユニットのインプラントサポートCAD/CAM修復におけるひずみの進展	3	5	5	1	15	1.88
引用数 12位	Kelly JR. Developing meaningful systematic review of CAD/CAM reconstructions and fiber-reinforced composites. Clin Oral Implants Res 2007；18 Suppl 3：205-217. CAD/CAM修復と繊維強化型コンポジットの重要なシステマティックレビューの展開	2	3	1	1	15	1.67
引用数 13位	Schaefer O, Watts DC, Sigusch BW, Kuepper H, Guentsch A. Marginal and internal fit of pressed lithium disilicate partial crowns in vitro：a three-dimensional analysis of accuracy and reproducibility. Dent Mater 2012；28(3)：320-326. In vitroでのプレス型ニケイ酸リチウムの一部被覆冠のマージンと内面の適合性：精度と再現性の三次元的解析	0	0	9	4	13	3.25
引用数 14位	Miyazaki T, Hotta Y. CAD/CAM systems available for the fabrication of crown and bridge restorations. Aust Dent J 2011；56 Suppl 1：97-106. クラウンとブリッジ修復物の製作のために利用可能なCAD/CAMシステム	1	1	4	7	13	2.60

④ Accuracy of CAD/CAM bridge

トムソン・ロイターが選んだベスト**20**論文

	タイトル・和訳	2011年	2012年	2013年	2014年	合計引用数	平均引用数（1年ごと）
引用数 15位	Beuer F, Aggstaller H, Richter J, Edelhoff D, Gernet W. Influence of preparation angle on marginal and internal fit of CAD/CAM-fabricated zirconia crown copings. Quintessence Int 2009；40(3)：243-250. CAD/CAM で製作されたジルコニアクラウンコーピングにおけるマージンと内面の適合性への支台歯テーパー角の影響	1	3	5	3	13	1.86
引用数 16位	Boeckler AF, Lee H, Stadler A, Setz JM. Prospective observation of CAD/CAM titanium ceramic single crowns：a three-year follow up. J Prosthet Dent 2009；102(5)：290-297. CAD/CAM チタンセラミック単冠の前向き観察：3 年間のフォローアップ	1	2	4	3	11	1.57
引用数 17位	Castillo de Oyagüe R, Sánchez-Jorge MI, Sánchez Turrión A, Monticelli F, Toledano M, Osorio R. Influence of CAM vs. CAD/CAM scanning methods and finish line of tooth preparation in the vertical misfit of zirconia bridge structures. Am J Dent 2009；22(2)：79-83. ジルコニアブリッジ構造体の垂直的不適合への CAM 対 CAD/CAM のスキャン方法と支台歯形成時のフィニッシュラインの影響	2	5	1	3	11	1.57
引用数 18位	Souza RO, Özcan M, Pavanelli CA, Buso L, Lombardo GH, Michida SM, Mesquita AM, Bottino MA. Marginal and internal discrepancies related to margin design of ceramic crowns fabricated by a CAD/CAM system. J Prosthodont 2012；21(2)：94-100. CAD/CAM システムにより製作したセラミッククラウンのマージン設計とマージンおよび内面の不適合との関連性	0	2	2	4	8	2.00
引用数 19位	Borba M, Cesar PF, Griggs JA, Della Bona Á. Adaptation of all-ceramic fixed partial dentures. Dent Mater 2011；27(11)：1119-1126. オールセラミック固定性ブリッジの適合性	0	0	4	4	8	1.60
引用数 20位	Papaspyridakos P, Lal K. Immediate loading of the maxilla with prefabricated interim prosthesis using interactive planning software, and CAD/CAM rehabilitation with definitive zirconia prosthesis：2 -year clinical follow-up. J Esthet Restor Dent 2010；22(4)：223-232. 双方向プランニングソフトウエアを使用した先に製作しておいた暫間補綴装置と、最終的なジルコニア補綴装置での CAD/CAM 修復での上顎即時荷重：2 年間の追跡調査	1	4	3	0	8	1.33

Clinical fit of all-ceramic three-unit fixed partial dentures, generated with three different CAD/CAM systems

3種類の異なるCAD/CAMシステムによるオールセラミック3ユニット固定性ブリッジの臨床的適合性

Reich S, Wichmann M, Nkenke E, Proeschel P.

　本研究において、CAD/CAM製作によるオールセラミック3ユニットの固定性ブリッジのマージンならびに内面適合性がメタルセラミックスの固定性ブリッジと同じぐらい良いかどうかを仮説とし、検討した。24のオールセラミック固定性ブリッジを製作し、ランダムに3つの同じ大きさのグループに分けた。8つのフレームはデジタルCAD/CAMシステムのDIGIを用い製作し、もう一方の8つのフレームはセレックインラボシステム（INLA）を用いた。Vita In Ceram Zirkonia blanks（ブロック）を両グループに使用した。第3グループのフレームはLava system（LAVA）を用いてイットリア系安定化ジルコニアブランク（ブロック）をミリングした。すべてのフレームはセラミック前装材を積層した。これに加え、6つの3ユニットメタルセラミック固定性ブリッジは対照群として用いられた。すべての固定性ブリッジはヘビーボディで安定させたライトボディシリコーンを用いたレプリカ法を用いて評価した。複製試料を顕微鏡下にて調べた。マージンでのギャップの中央値は、DIGIで75μm、LAVAとINLAが65μmで従来の固定性ブリッジでは54μmであった。DIGIのデータのみ従来の固定性ブリッジのデータと明らかに異なった。本研究において得られた結果は、CAD/CAM製作の3ユニット固定性ブリッジの精度は臨床使用に十分であることを示している。

(Eur J Oral Sci 2005；113（2）：174-179.)

In this study, the hypothesis was tested that the marginal and internal fit of CAD/CAM fabricated all-ceramic three-unit fixed partial dentures(FPDs)can be as good as in metal-ceramic FPDs. Twenty-four all-ceramic FPDs were fabricated and randomly subdivided into three equally sized groups. Eight frameworks were fabricated using the Digident CAD/CAM system(DIGI), another eight frameworks using the Cerec Inlab system(INLA). Vita In Ceram Zirkonia blanks were used for both groups. In a third group frameworks were milled from yttrium-stabilized Zirconium blanks using the Lava system(LAVA). All frameworks were layered with ceramic veneering material. In addition, six three-unit metal-ceramic FPDs served as control group. All FPDs were evaluated using a replica technique with a light body silicone stabilized with a heavy body material. The replica samples were examined under microscope. The medians of marginal gaps were 75 μm for DIGI, 65 μm for LAVA and INLA and 54 μm for the conventional FPDs. Only the DIGI data differed significantly from those of the conventional FPDs. Within the limits of this study, the results suggest that the accuracy of CAD/CAM generated three-unit FPDs is satisfactory for clinical use.

Accuracy of CAD/CAM bridge

Marginal and internal fits of fixed dental prostheses zirconia retainers

ジルコニア固定性補綴装置における支台装置のマージン部と内面の適合性

Beuer F, Aggstaller H, Edelhoff D, Gernet W, Sorensen J.

目的：CAM（コンピュータ支援製造）とCAD（コンピュータ支援設計）/CAMシステムはオールセラミック固定性ブリッジのためのジルコニア内部構造材の使用を容易にする。このin vitro研究では2つのCAD/CAMと1つのCAMシステムによるデザインと機械加工を行い半焼結体のジルコニアブロックから切削されたフレームの適合精度を比較した。

方法：3ユニットの臼歯部固定性ブリッジ（FDP）（n＝10）は規格化された歯型で製作された。ミリングセンターのCAD/CAMシステム（Etkon）、ラボ用のCAD/CAMシステム（Cerec InLab）とラボ用のCAMシステム（Cercon）である。歯科技工士による調整を行った後、FDPを最終歯型にセメント接着し包埋と切断を行った。マージンと内面適合性は光学顕微鏡で50倍の拡大にて計測した。一元配置分散分析（ANOVA）にてデータを比較した（α＝0.05）。

結果：マージンと内面適合性の平均値は、ミリングセンターシステムで29.1μm（14.0）～62.7μm（18.9）で、ラボ用CAD/CAMシステムでは56.6μm（19.6）～73.5μm（20.6）で、ラボ用CAMシステムでは81.4μm（20.3）～119.2μm（37.5）であった。一元配置分散分析では、各システムにおいてマージン適合（P＜0.001）と内面適合（P＜0.001）の間に有意差を認めた。

重要性：すべてのシステムにおいてマージン部ギャップが120μm以下であったので、臨床的に許容できると考えられた。CAD/CAMシステムはCAMシステムより正確であった。

（Dent Mater 2009；25（1）：94-102.）

Objectives. CAM(computer-aided manufacturing)and CAD(computer-aided design)/CAM systems facilitate the use of zirconia substructure materials for all-ceramic fixed partial dentures. This in vitro study compared the precision of fit of frameworks milled from semisintered zirconia blocks that were designed and machined with two CAD/CAM and one CAM system. Methods. Three-unit posterior fixed dental prostheses(FDP)(n = 10)were fabricated for standardized dies by: a milling center CAD/CAM system(Etkon), a laboratory CAD/CAM system(Cerec InLab), and a laboratory CAM system(Cercon). After adaptation by a dental technician, the FDP were cemented on definitive dies, embedded and sectioned. The marginal and internal fits were measured under an optical microscope at 50x magnification. A one-way analysis of variance(ANOVA)was used to compare data(alpha = 0.05). Results. The mean(S.D.)for the marginal fit and internal fit adaptation were: 29.1 mu m(14.0)and 62.7 mu m(18.9)for the milling center system, 56.6 mu m(19.6)and 73.5 mu m(20.6) for the laboratory CAD/CAM system, and 81.4 mu m(20.3)and 119.2 mu m(37.5)for the laboratory CAM system. One-way ANOVA showed significant differences between systems for marginal fit(P < 0.001)and internal fit(P < 0.001). Significance. All systems showed marginal gaps below 120 mu m and were therefore considered clinically acceptable. The CAD/CAM systems were more precise than the CAM system.

Accuracy of machine milling and spark erosion with a CAD/CAM system

CAD/CAM システムによる機械ミリング加工とスパークエロージョン加工の精度

Andersson M, Carlsson L, Persson M, Bergman B.

　CAD/CAM をベースにしたクラウンと固定性ブリッジの製作方法は、ロストワックス法と合金鋳造法に取って代わる方法である。このプロセスには 2 つのステップが含まれる。つまりミリングとスパークエロージョンである。コンピュータ支援設計（CAD）で臨床的に許容できる修復物とするには、ミリングおよびスパークエロージョン過程の精度に大きく依存しており、これら 2 つのプロセスは CAD ファイルで製作されたクラウンデータを製作することが可能でなくてはならない。本研究では、CAD ファイルにある既知の立体物の寸法と Procera® CAD/CAM システムにより製作された特定の幾何学的立体物とを、製造誤差をミリング（楕円形＋／－6.5 μm、正方形＋／－3.4 μm、シリンダ形＋／－5.8 μm）とスパークエロージョン（楕円形＋／－8.6 μm、正方形＋／－10.4 μm）で決めて、比較することで精度を評価した。この製造工程における精度は、このシステムのマージン部ギャップの大きさが 100 μm 未満であり、クラウンの臨床的な許容範囲で製作できることを示している。

（J Prosthet Dent 1996；76（2）：187-193.）

A method for manufacturing crowns and fixed partial dentures based on CAD/CAM has been developed as an alternative to the lost wax technique and the casting of an alloy, In this process two steps are included: milling and spark erosion. The computer-assisted design(CAD)relies heavily on the accuracy of the milling and spark erosion processes to achieve a clinically acceptable restoration, These two processes must be able to produce the crown data generated in the CAD files. This study evaluated the accuracy of the Procera CAD/CAM system in creating specific geometric bodies that were compared with the known dimensions in the CAD files for these bodies, The manufacturing errors of milling(ellipse +/-6.5 mu m, square +/-3.4 mu m, and cylinder +/-5.8 mu m)and spark erosion(ellipse +/-8.6 mu m and square +/-10.4 mu m)were determined. The accuracy of this manufacturing process demonstrated that this system was capable of producing a crown with a clinically accepted range for marginal opening gap dimension of less than 100 mu m.

Computer-assisted milling of dental restorations using a new CAD/CAM data acquisition system

新しいCAD/CAMデータ収集システムを用いた歯科修復物のCAM

Willer J, Rossbach A, Weber HP.

背景：最近の科学技術の革新は、コンピュータ支援設計やコンピュータ支援製造（CAD/CAM）などによる修復歯科学の可能性を確立させた。

目的：この論文では、歯科修復物製造のために新たに開発されたCAD/CAMプロセスを提示した。

方法：この過程は改良されたイメージング技術を使用しており、他の産業での適応にも成功している。イメージングは対象物上に投影される2次元のライングリッド（線格子）で行われ、光のライン外にあるものを含め、歯の表面の形成と未形成を数字的に複製することを可能にした。物体の表面に対するセンサーの相対位置が自動的に制御される。

結論：臨床試験を受けているこのシステムは、多数の異なる材料からさまざまなタイプの高精度な歯科修復物（インレー、アンレー、クラウン、固定性ブリッジ）の製造を可能にする。取得したデジタル化されたデータは、さまざまな製造の可能性を提供するため、センサーからミリング機の電子コントロール部まで直接変換される。それはさまざまな材料による歯の咬合面表面の正確な再現を含む。

（J Prosthet Dent 1998；80（3）：346-353.）

Background, Recent technologic innovations have created possibilities for restorative dentistry such as computer-aided design and computer-aided manufacturing(CAD/CAM). Purpose. This article presents a new CAD/CAM process that has been developed for the fabrication of dental restorations. Methods. This process uses an improved imaging technique, successfully applied in other industries. Imaging is accomplished with 2-dimensional line grids projected onto an object, which allows for a mathematical reproduction of prepared and unprepared tooth surfaces, including those that are outside the direct line of light. The relative position of the sensor to the surface of the object is controlled automatically. Conclusions. This system, which is undergoing clinical testing, allows the generation of various types of highly accurate dental restorations(inlays, onlays, crowns, and fixed partial dentures)from a number of different materials. Acquired digitized data points are directly translated from the sensor to the electronic controls of the milling machine to provide various manufacturing possibilities, including copy milling and accurate reproduction of occlusal tooth surfaces in various materials.

ジルコニア固定性ブリッジの適合：システマティックレビュー

　本研究の目的は、ジルコニア固定性ブリッジ（FPD）の適合精度を調査したすべての掲載されている文献を吟味することである。総合的電子検索は、キーワードをブール演算子と組み合わせ用いることでPubMed（MEDLINE）を介して実施した。そのキーワードとは「ジルコニア」「マージン」「FPD」「内面」「ギャップ」「表面適合性」「ブリッジと固定性補綴装置」である。検索は2010年1月までに公開されており、英語で書かれた文献に限った。加えて、手動での検索は、電子検索と査読済みの雑誌からの論文と参考文献リストを通して行った。合計115の論文が得られ、そのうち15のみがレビューとしての基準を満たしていた。これらの論文のうちの12論文はin vitroで、3論文がin vivoであった。選ばれた論文は、ジルコニアFPDのマージン ならびに / または 内面の適合性へのコンピュータ支援設計とコンピュータ支援製造（CAD/CAM）とCAMシステムのさまざまなパラメータ（ミリング前後での焼成、フレームワークの設定、スパン長、前装への応用と経年劣化）の効果を評価していた。

結論：CAD/CAM、ミリング後の焼成、直線形状やショートスパンのフレームワークは、CAM、ミリング前の焼成、彎曲した形状やロングスパンのフレームワークより優れた結果を提示した一方で、ジルコニアフレームへの前装は適合低下の原因であった。ジルコニアの経年劣化は適合に影響しなかった。さらなる研究は、このレビューで精度の違いによる臨床的な有意性を決定するという報告のために必要である。

（Abduo J, et al. J Oral Rehabil 2010；37（11）：866-876.）

ジルコニア臼歯部固定性ブリッジのマージン適合性

　この研究の目的は2つのコンピュータ支援設計 / コンピュータ支援製造システムで作られた臼歯部固定性ブリッジ（Proceraジルコニアブリッジ〔Nobel Biocare〕とLava All-Ceramic System〔3M ESPE〕）のマージン部の適合性を調べることである。そして支台歯間での違いと、また頬舌面での違いを分析することでもあった。20の標準化した試験片は臼歯部3ユニットの固定性ブリッジを許容するように準備した。FPDはメーカー指示により製作した。1,000倍の倍率の走査型電子顕微鏡（JSM-6400、JEOL）で測定した。3要素の分散分析ではセラミックグループ間のマージン適合における有意差（P＜0.001）を示し、Proceraジルコニアブリッジでは最小の不一致（26+/-19pm）を示した。支台歯ならびに表面間では有意差を認めなかった、そして有意な相互作用をセラミックスのシステム、支台歯間や表面間で認めなかった。両方のジルコニアシステムで達成された適合精度は臨床的には許容範囲内であった。Proceraジルコニアブリッジは最高のマージン適合性を示した。

（Gonzalo E, et al. Int J Prosthodont 2008；21（5）：398-399.）

Accuracy of CAD/CAM bridge

ジルコニア修復のための異なる CAD/CAM 製作方法：適合精度に対する影響

　この in vitro 研究の目的は、コンピュータ支援設計／コンピュータ支援製造（CAD/CAM）により製作された4ユニットのジルコニア固定性ブリッジ（FDPs）の適合精度に対する異なる加工過程の影響を評価することである。10の試料によるジルコニアフレームからなる3つのグループを各々製作した。1つのグループ（Cercon CAM）のフレームワークはラボ専用の CAM システムで製作した。他のフレームワークは異なる CAD/CAM システムを用いて製作し、一方はインラボ製造（Cercon CAD/CAM）で、もう一方はデータを転送した後にミリングセンター（Compartis）において製造した。次に、推奨されるセラミックスをフレームワークに前装し、マージン精度はレプリカ法を用いて計測した。水平的な辺縁の不一致、垂直的な辺縁の不一致、絶対値での辺縁の不一致、そして辺縁のギャップ（間隙）を評価した。統計分析は、一元配置分散分析（ANOVA）により行われ、有意水準は0.05とした。平均の水平的不一致は22μm（Cercon CAM）〜58μm（Compartis）の間の範囲であり、垂直的不一致は63μm（Cercon CAD/CAM）〜162μm（Cercon CAM）の間の範囲であり、絶対値での辺縁不一致は94μm（Cercon CAD/CAM）〜181μm（Cercon CAM）の範囲であった。辺縁のギャップ（間隙）は72μm（Cercon CAD/CAM）〜112μm（Cercon CAM、Compartis）の間で変動していた。統計分析（すべての測定値によると）は、ジルコニア FDPs の辺縁精度は使用した製造過程により有意に影響を受けた（$P<0.05$）。この研究に限定した範囲では、すべての修復法は臨床的に許容される辺縁精度を示した。しかし、この結果は4ユニット FDPs の製造に対して CAM のみのシステムより CAD/CAM システムが正確であることを示唆した。

（Kohorst P, et al. Clin Oral Investig 2011；15（4）：527-536.）

3ユニットのインプラントサポート CAD/CAM 修復におけるひずみの進展

目的：既存の上部構造製作法を用いたインプラント支持修復物において、パッシブフィットを達成することは困難である。この研究の目的は、光学印象によりコンピュータで製作された固定性補綴装置（FPDs）が、従来の FPD 製造法よりひずみが少なくなるかどうかを調べ提示することである。
材料と方法：2つのインプラントにおける測定モードは、インプラントに隣接し、モデル材の近遠心に装着されたひずみ計で設定された。従来のセメントによる修復物の群は再配置とピックアップ印象によって、また CAD/CAM で製作された FPDs の群は光学印象によって製作された（n=10）。FDPs 固定時のひずみ現象を記録した。互いに異なる FPD 群を比較するため、多変量分散分析（MANOVA）を $α=0.05$ の有意水準にて行った。
結果：異なるひずみ計の位置での平均ひずみ進展は、80.38〜437.11μmの範囲であった。従来の製造法による FPD の2グループは、ひずみの進展において有意な差は認められなかった（$P=0.07$）。CAD/CAM により製作された FPD はピックアップ法による印象から製作されたものより、ひずみ進展が有意に低いことが明らかになった（$P=0.01$）。再配置による印象法での FPD 製作と CAD/CAM で製造された修復物の間には、有意な差は検出されなかった（$P=0.19$）。
結論：今回発表した研究の限定した範囲では、光学印象に基づき製作された修復物は、少なくとも従来の FPD と同等レベルのパッシブフィットを示すと結論づけることができた。

（Karl M, et al. Int J Oral Maxillofac Implants 2008；23（4）：648-652.）

補綴・デジタルデンティストリーのための重要キーワード10

⑤ Bonding
CAD/CAM の接着

CAD/CAM を用いて製作されたオールセラミック修復物の合着には、接着性レジンセメントが用いられる。基本的な工程は、エナメル質に対してエッチングによる表面処理、象牙質に対しては各種プライマーによるスミヤー層の除去、そして陶材に対するシランカップリング剤による前処理が必要となる。接着性レジンセメントには光重合型・化学重合型・光＆化学重合型（デュアルキュア）があり、最大の接着力を発揮するためには各メーカーが指示する使用方法に準拠することが重要である。

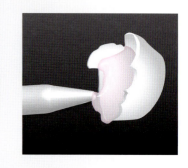

（石橋寛二, 川添堯彬, 川和忠治, 福島俊士, 三浦宏之, 矢谷博文（編著）. クラウンブリッジ補綴学 第4版. 東京：医歯薬出版, 2009.）
（田上順次, 千田彰, 奈良陽一郎, 桃井保子（監修）. 保存修復学21 第三版. 京都：永末書店, 2006.）

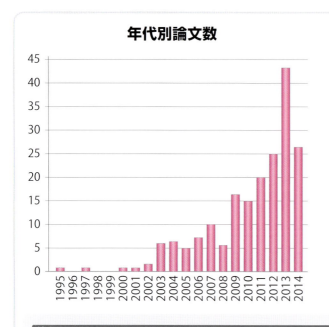

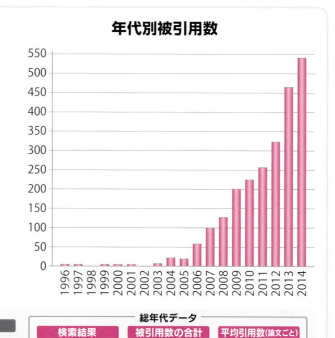

検索キーワード
CAD/CAM AND adhesive OR bonding

総年代データ
検索結果	被引用数の合計	平均引用数（論文ごと）
197	2399	12.18

2015年2月現在

5 Bonding

トムソン・ロイターが選んだベスト20論文

引用数順位	タイトル・和訳	2011年	2012年	2013年	2014年	合計引用数	平均引用数（1年ごと）
1位	Manicone PF, Rossi Iommetti P, Raffaelli L. An overview of zirconia ceramics：basic properties and clinical applications. J Dent 2007；35(11)：819-826. ジルコニアセラミックスの概要：基本的な特性と臨床応用	45	31	46	59	236	26.22
2位	Hikita K, Van Meerbeek B, De Munck J, Ikeda T, Van Landuyt K, Maida T, Lambrechts P, Peumans M. Bonding effectiveness of adhesive luting agents to enamel and dentin. Dent Mater 2007；23(1)：71-80. エナメル質と象牙質に対する接着性合着材の接着効果	30	26	20	13	150	16.67
3位	Aboushelib MN, de Jager N, Kleverlaan CJ, Feilzer AJ. Microtensile bond strength of different components of core veneered all-ceramic restorations. Dent Mater 2005；21(10)：984-991. オールセラミックスによる治療のなされたコア材料の違いによる接着強度	18	21	18	21	125	11.36
4位	Guess PC, Kulis A, Witkowski S, Wolkewitz M, Zhang Y, Strub JR. Shear bond strengths between different zirconia cores and veneering ceramics and their susceptibility to thermocycling. Dent Mater 2008；24(11)：1556-1567. ジルコニアコアとセラミックベニアの剪断接着強度とサーモサイクルに対する感受性	12	18	17	22	84	10.50
5位	Otto T, De Nisco S. Computer-aided direct ceramic restorations：a 10-year prospective clinical study of Cerec CAD/CAM inlays and onlays. Int J Prosthodont 2002；15(2)：122-128. コンピュータによるダイレクトセラミック修復：CAD/CAMによるインレーとアンレーの10年に及ぶ臨床研究	5	3	4	6	82	5.86
6位	Beuer F, Schweiger J, Eichberger M, Kappert HF, Gernet W, Edelhoff D. High-strength CAD/CAM-fabricated veneering material sintered to zirconia copings--a new fabrication mode for all-ceramic restorations. Dent Mater 2009；25(1)：121-128. ジルコニアコーピングに焼結されたベニアテクニックにて製作された高強度CAD/CAM―オールセラミック修復の新しい製作方法―	14	8	19	16	65	9.29
7位	De Jager N, Pallav P, Feilzer AJ. The influence of design parameters on the FEA-determined stress distribution in CAD-CAM produced all-ceramic dental crowns. Dent Mater 2005；21(3)：242-251. CAD/CAMにて製作したオールセラミック歯冠修復における応力分布の測定に有限要素法を用いた各パラメーター設定の影響	7	8	12	6	65	5.91

補綴・デジタルデンティストリーのための重要キーワード10（関連性の高い論文和訳）

トムソン・ロイターが選んだベスト**20**論文

引用数	タイトル・和訳	2011年	2012年	2013年	2014年	合計引用数	平均引用数（1年ごと）
8位	Palacios RP, Johnson GH, Phillips KM, Raigrodski AJ. Retention of zirconium oxide ceramic crowns with three types of cement. J Prosthet Dent 2006；96（2）：104-114. 3種類のセメントによるジルコニアセラミッククラウンの維持力	10	6	11	8	63	6.30
9位	Bindl A, Richter B, Mörmann WH. Survival of ceramic computer-aided design/manufacturing crowns bonded to preparations with reduced macroretention geometry. Int J Prosthodont 2005；18（3）：219-224. 機械的維持力の減少した支台歯形成に接着されたCAD/CAMにて製作されたセラミックスの残存率	1	6	11	6	59	5.36
10位	Bindl A, Mörmann WH. Survival rate of mono-ceramic and ceramic-core CAD/CAM-generated anterior crowns over 2-5 years. Eur J Oral Sci 2004；112（2）：197-204. モノセラミックスとCAD/CAMにて製作したセラミックコアを用いた前歯部歯冠修復の2〜5年を超える生存率	9	4	5	5	55	4.58
11位	Bindl A, Lüthy H, Mörmann WH. Strength and fracture pattern of monolithic CAD/CAM-generated posterior crowns. Dent Mater 2006；22（1）：29-36. モノリシックCAD/CAM臼歯クラウンの強度と破折パターン	1	10	11	7	50	5.00
12位	Attia A, Abdelaziz KM, Freitag S, Kern M. Fracture load of composite resin and feldspathic all-ceramic CAD/CAM crowns. J Prosthet Dent 2006；95（2）：117-123. コンポジットレジンと長石系オールセラミックCAD/CAMクラウンの破折負荷（強度）	3	6	9	8	45	4.50
13位	Bindl A, Mörmann WH. Clinical and SEM evaluation of all-ceramic chair-side CAD/CAM-generated partial crowns. Eur J Oral Sci 2003；111（2）：163-169. チェアサイドCAD/CAMにて製作されたオールセラミック部分被覆冠の臨床およびSEMによる評価	0	3	8	6	45	3.46
14位	Krejci I, Lutz F, Reimer M. Marginal adaptation and fit of adhesive ceramic inlays. J Dent 1993；21（1）：39-46. 接着性セラミックインレーのマージン部の適合性とフィット	1	1	2	3	45	1.96

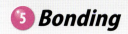

トムソン・ロイターが選んだベスト20論文

	タイトル・和訳	2011年	2012年	2013年	2014年	合計引用数	平均引用数（1年ごと）
引用数 15位	El Zohairy AA, De Gee AJ, Mohsen MM, Feilzer AJ. Microtensile bond strength testing of luting cements to prefabricated CAD/CAM ceramic and composite blocks. Dent Mater 2003；19(7)：575-583. CAD/CAM用セラミックスとコンポジットレジンブロックにおける合着セメントの引っ張り強度（μTBS）	2	2	3	3	43	3.31
引用数 16位	St-Georges AJ, Sturdevant JR, Swift EJ Jr, Thompson JY. Fracture resistance of prepared teeth restored with bonded inlay restorations. J Prosthet Dent 2003；89(6)：551-557. 実験的に準備されたインレーの接着された歯の破折抵抗性	1	0	8	4	43	3.31
引用数 17位	Christensen RP, Ploeger BJ. A clinical comparison of zirconia, metal and alumina fixed-prosthesis frameworks veneered with layered or pressed ceramic：a three-year report. J Am Dent Assoc 2010；141(11)：1317-1329. ジルコニア、金属、アルミナにて製作され、セラミックスのレイヤーもしくはプレスによりベニアされた固定性のフレームワークの臨床的比較試験：3年間の報告	3	7	14	14	38	6.33
引用数 18位	Attia A, Kern M. Influence of cyclic loading and luting agents on the fracture load of two all-ceramic crown systems. J Prosthet Dent 2004；92(6)：551-556. 2種類のオールセラミッククラウンシステムの破壊的負荷による周期的負荷と合着材の影響	3	6	6	3	36	3.00
引用数 19位	Attia A, Kern M. Fracture strength of all-ceramic crowns luted using two bonding methods. J Prosthet Dent 2004；91(3)：247-252. 2つの接着方法により合着されたオールセラミッククラウンの破折強度	2	2	2	7	35	2.92
引用数 20位	Rosentritt M, Behr M, van der Zel JM, Feilzer AJ. Approach for valuating the influence of laboratory simulation. Dent Mater 2009；25(3)：348-352. ラボ的シミュレーションの影響を評価するための試み	6	8	9	4	32	4.57

An overview of zirconia ceramics : basic properties and clinical applications

ジルコニアセラミックスの概要：基本的な特性と臨床応用

Manicone PF, Rossi Iommetti P, Raffaelli L.

　ジルコニア（ZrO_2）は、医療用材料としての十分な機械的特性をもつ陶材である。そして、酸化イットリウム（Y_2O_3）で安定するジルコニアは、その適応のための最高特性を示す。ある応力がジルコニア面に生じたとき、結晶性の構造変化がクラックの形成に抵抗する。ジルコニアの圧縮抵抗は約2,000MPaである。整形外科領域では人工股関節の材料として研究がなされている。それ以前に、ジルコニアの生体適合性については骨および筋肉を用いて検討された。in vitroの研究においても良好な細胞培養が確認され、突然変異は認められなかった。前歯、臼歯、そしてインプラントによる固定性補綴装置には現在ジルコニアコアは十分に適応可能となっている。アバットメントと歯周組織の臨床評価は使用以前に行われなければいけない。ジルコニアのもつ不透明性は例えばマスキング効果のように臨床的に有効である。放射線不透過性についてはエックス線撮影制御により評価される。ジルコニアのフレームワークはCAD/CAMを用いて製作される。ジルコニアセラミックスのセメンテーションは接着性の合着材によって行われる。ジルコニアを用いた固定性補綴装置は他の非金属材料に比較して優れていることがわかっている。現在進行中の3年の臨床評価においてもジルコニアは良好の成績を残している。ジルコニアによるインプラントアバットメントはまた、審美的な改善にも用いられている。新たに提案されたジルコニアインプラントは良好な生物学的・機械的特性をもつことが示され、さらなる研究によりこれらのさまざまな治療の確認をすることが求められている。

（J Dent 2007；35（11）：819-826.）

Zirconia (ZrO_2) is a ceramic material with adequate mechanical properties for manufacturing of medical devices. Zirconia stabilized with Y_2O_3 has the best properties for these applications. When a stress occurs on a ZrO_2 surface, a crystalline modification opposes the propagation of cracks. Compression resistance of ZrO_2 is about 2000 MPa. Orthopedic research led to this material being proposed for the manufacture of hip head prostheses. Prior to this, zirconia biocompatibility had been studied in vivo; no adverse responses were reported following the insertion of ZrO_2 samples into bone or muscle. In vitro experimentation showed absence of mutations and good viability of cells cultured on this material. Zirconia cores for fixed partial dentures (FPD) on anterior and posterior teeth and on implants are now available. Clinical evaluation of abutments and periodontal tissue must be performed prior to their use. Zirconia opacity is very useful in adverse clinical situations, for example, for masking of dischromic abutment teeth. Radiopacity can aid evaluation during radiographic controls. Zirconia frameworks are realized by using computer-aided design/manufacturing (CAD/CAM) technology. Cementation of Zr-ceramic restorations can be performed with adhesive luting. Mechanical properties of zirconium oxide FPDs have proved superior to those of other metal-free restorations. Clinical evaluations, which have been ongoing for 3 years, indicate a good success rate for zirconia FPDs. Zirconia implant abutments can also be used to improve the aesthetic outcome of implant-supported rehabilitations. Newly proposed zirconia implants seem to have good biological and mechanical properties; further studies are needed to validate their application.

Bonding effectiveness of adhesive luting agents to enamel and dentin

エナメル質と象牙質に対する接着性合着材の接着効果

Hikita K, Van Meerbeek B, De Munck J, Ikeda T, Van Landuyt K, Maida T, Lambrechts P, Peumans M.

目的： エナメル質と象牙質に対する5種類の接着性合着材を用いて異なった適応手順での接着効果が Micro-tensile bond strength protocol（μTBS）を用いて決定された。

方法： ヒトの第三大臼歯を用い、エナメル質と象牙質をダイヤモンドバーにてフラットな面を形成した。そして、コンポジットレジン（Paradigm, 3M ESPE）が メーカーの指示に従い Linkmax（LM；GC）、Nexus 2（NX；Kerr）、Panavia F（PN；Kuraray）、RelyX Unicem（UN；3M ESPE）、Variolink II（VL；Ivoclar Vivadent）にて接着された。また、それぞれ接着手順が異なった4グループ Prompt L-Pop +RelyX Unicem（PLP + UN；3M ESPE）、Scotchbond Etchant + RelyX Unicem（SE + UN；3M ESPE）、Optibond Solo Plus Activator + Nexus 2（ACT + NX；Kerr）and K-Etchant gel + Panavia-F（KE + P；Kuraray）を設定し、テストした。実験グループはエナメル質に対しては self-adhesive（UN）、etch-and-rinse（ACT + NX、NX、KE + P、SE + UN、VL）、そして象牙質には self-etch adhesive luting agents（LM、PLP + UN、PN、VL）に分類した。各試料は37℃で24時間蒸留水中に保管された後、実験が行われた。統計分析には Kruskal-Wallis test が用いられ、各実験グループ間の相違が有意水準5％にて検定された。

結果： エナメル質に対しては ACT + NX（15 MPa）と UN（19.6 MPa）が VL（49.3 MPa）、LM（49.2 MPa）、PN（35.4 MPa）、SE + UN（35.2 MPa）に対して有意に低い値を示し、また、PLP + UN（23.5 MPa）は VL（49.3 MPa）と LM（49.2 MPa）に対して有意に低い μTBS が認められた。その他、VL（49.3 MPa）、LM（49.2 MPa）、NX（37.9 MPa）、KE + PN（38.8 MPa）、PN（35.4 MPa）および SE+UN（35.2 MPa）の間には有意差は認められなかった。象牙質に対してはエナメル質と同様に UN（15.9 MPa）、LM（15.4 MPa）、PN（17.5 MPa）と NX（22.3 MPa）に接着効果が認められた。VL には数多くの失敗が認められた。合着材の光重合の不十分と接着材の未重合との複合的な影響と考えられる。

結論： エッチングおよびすすぎ、セルフエッチング、セルフ接着性合着材は、正しい手順によってエナメル質と象牙質に対し等しく効果的な接着性を示した。セメンテーション前に光重合による硬化を行わないこと、Dual-polymerizing 接着材を光重合接着材に交換すること、低い常温重合効果の dual-cure 合着材の使用など、そして事前のリン酸エッチングなしでのエナメル質に対する RelyX Unicem の接合強度は、減弱方向に影響した。

(Dent Mater 2007；23（1）：71-80.)

Objectives. The bonding effectiveness of five adhesive luting agents to enamel and dentin using different application procedures was determined using a micro-tensile bond strength protocol (mu TBS). Methods. Enamel/dentin surfaces of human third molars were flattened using a high-speed diamond bur. Composite resin blocks (Paradigm, 3M ESPE) were luted using either Linkmax (LM; GC), Nexus 2 (NX; Kerr), Panavia F (PN; Kuraray), RelyX Unicem (UN; 3M ESPE) or Variolink II (VL; Ivoclar-Vivadent), strictly following manufacturers' instructions. For some luting agents, modified application procedures were also tested, resulting in four other experimental groups: Prompt L-Pop + RelyX Unicem (PLP + UN; 3M ESPE), Scotchbond Etchant + RelyX Unicem (SE + UN; 3M ESPE), Optibond Solo Plus Activator + Nexus 2 (ACT + NX; Kerr) and K-Etchant gel + Panavia-F (KE + P; Kuraray). The experimental groups were classified according to the adhesive approach in self-adhesive (UN), etch-and-rinse (ACT + NX, NX, KE + P, SE + UN and VL when bonded to enamel) and self-etch adhesive luting agents (LM, PLP + UN, PN and VL when bonded to dentin). The specimens were stored for 24 h in distilled water at 37 degrees C prior to mu TBS testing. The Kruskal-Wallis test was used to determine pair-wise statistical differences (p < 0.05) in mu TBS between the experimental groups. Results. When bonded to enamel, ACT + NX (15 MPa) and UN (19.6 MPa) scored significantly lower than VL (49.3 MPa), LM (49.2 MPa), PN (35.4 MPa) and SE + UN (35.2 MPa), while PLP + UN (23.5 MPa) showed a significantly lower mu TBS than VL (49.3 MPa) and LM (49.2 MPa). No significant differences were noticed between VL (49.3 MPa), LM (49.2 MPa), NX (37.9 MPa), KE + PN (38.8 MPa), PN (35.4 MPa) and SE+UN (35.2 MPa). Regarding the bonding effectiveness to dentin, all luting agents bonded equally effectively (UN: 15.9 MPa; LM: 15.4 MPa; PN: 17.5 MPa; NX: 22.3 MPa), except VL (1.1 MPa), SE + UN (5.9 MPa) and ACT + NX (13.2 MPa). VL revealed an exceptionally high number of pre-testing failures, most likely due to a combined effect of not having cured the adhesive separately and an insufficiently light-cured luting agent. Significance. Following a correct application procedure, the etch-and-rinse, self-etch and self-adhesive luting agents are equally effective in bonding to enamel and dentin. Several factors negatively influenced bond strength such as bonding RelyX Unicem to enamel without prior phosphoric acid etching; no separate light-curing of a light-polymerizable adhesive prior to cementation, use of a light-polymerizing adhesive converted into a dual-polymerizing adhesive, and use of a dual-cure luting agent with a low auto-polymerizable potential.

Microtensile bond strength of different components of core veneered all-ceramic restorations

オールセラミックスによる治療のなされた コア材料の違いによる接着強度

Aboushelib MN, de Jager N, Kleverlaan CJ, Feilzer AJ.

目的：本研究の目的はコアに対する接着強度の評価と3種類のオールセラミックシステムの相違である。

方法：2種類のコア表面性状と熱膨張係数の異なるオールセラミックスが用意された。使用されたシステムは2つのCAD/CAM（Cercon®、Vita Mark II）とPressabte system（IPS：Empress 2 for Layering technique）である。試料のコアはメーカー指示どおりに製作されたもの、および1200 Silicon polishing paperにて磨かれたものである。製作された実験試料を用いて微小引っ張り接着強度が測定された。得られたデータは二元配置分散分析にて評価された。また、有限要素モデル（FEA）がセットアップされ、Electron Microscorpy（SEM）により表面を観察した。

結果：コア材料の違いは被覆冠材料の種類に比較して有意に大きな影響を認めた。しかし、研磨による違いには有意な違いは認められなかった。膨張係数のより大きな試料ではコア、被覆冠ともに破損の結果となった。SEMとFEAはその破折のパターンとメカニズムを明らかとした。

結論：オールセラミック修復においてコアと被覆冠の接着強度には強い相関は見られなかった。ジルコニアコアの高い強度を利用するためには、今後の研究において被覆冠材料に対する接着強度の改善が必要である。

(Dent Mater 2005；21(10)：984-991.)

Objectives. The present study aims to evaluate the core-veneer bond strength and the cohesive strength of the components of three commercial Layered all-ceramic systems. Two surface treatments for the core surface finish and different veneering ceramics with different thermal expansion coefficients (TEC) were applied. The selected systems were two CAD-CAM ceramics; Cercon® and Vita Mark II and one pressabte system; (IPS)Empress 2 for Layering technique. Methods. Standardized core specimens were fabricated according to the manufacturer's instructions, or polished with 1200 siliconcarbide polishing paper. The core specimens were veneered with either its manufacturer's veneer or an experimental veneer with higher TEC. The obtained micro-bars were subjected to the microtensite bond strength test. The obtained data were analyzed using one and two-way ANOVA. A finite element analysis (FEA) model of the test setup was analyzed. Scanning Electron Microscopy (SEM) was carried out at the fracture surface. Results. The core materials were significantly stronger than the veneering materials and the Layered core-veneer specimens of which the results were statistically comparable. Polishing the core surfaces did not have an effect on the coreveneer bond strength. Experimental veneer with higher TEC resulted in massive fractures in both the core and veneering material. SEM and FEA demonstrated fracture pattern and mechanism of failure. Significance. The core-veneer bond strength is one of the weakest links of layered all-ceramic restorations and has a significant rote in their success. To exploit fully the high strength of zirconium oxide cores, further research work is needed to improve its bond with its corresponding veneering material.

Shear bond strengths between different zirconia cores and veneering ceramics and their susceptibility to thermocycling

ジルコニアコアとセラミックベニアの剪断接着強度とサーモサイクルに対する感受性

Guess PC, Kulis A, Witkowski S, Wolkewitz M, Zhang Y, Strub JR.

目的：本研究の目的はいくつかのジルコニアセラミックコアとセラミックベニアとの剪断接着強度の評価すること、そしてサーモサイクルの効果を検証することである。

方法：The Schmitz-Schulmeyer test method が 3 種類のジルコニアセラミックコア（Cercon Base、Vita In-Ceram YZ Cubes、DC-Zirkon）とセラミックベニア（Cercon Ceram S、Vita VM9、IPS e.max Ceram）の剪断接着強度（SBS）を調べるために用いられた。また、メタルセラミックシステム（Degudent U94、Vita VM13）がコントロールグループとして用いられた。すべてのグループでの試験体は n=30 とし、その半数（n=15）がサーモサイクルテスト（5 -55 degrees C、20,000 cycles）に用いられた。Universal testing machine にて、すべての試験体について剪断応力を測定した。また、破折した試験体はマイクロスコープにて失敗の評価を行った。

結果：SBS の平均値と標準偏差はそれぞれ、Vita In-Ceram YZ Cubes/Vita VM9（12.5 +/- 3.2 MPa）、DC-Zirkon/IPS e.max Ceram（11.5 +/- 3.4 MPa）、Cercon Base/Cercon Ceram S（9.4 +/- 3.2 MPa）であった。また、サーモサイクル後では、DC-Zirkon/IPS e.max Ceram（11.5 +/-1.7 MPa）、Vita In-Ceram YZ Cubes/Vita VM9（9.7 +/-4.2 MPa）、Cercon Base/Cercon Ceram S（9.6 +/- 4.2 MPa）であった。すべてセラミックスのテスト・グループの SBS 値の違い、またサーモサイクリングの影響も、統計的に有意を示すには至らなかった。メタルセラミックスによるコントロールグループでは、サーモサイクルにはかかわりなく 3 種類すべてのセラミックグループに比較して有意に高い SBS（27.6 +/- 12.1 MPa、26.4 +/- 13.4 MPa）を示した。オールセラミックスのグループでは凝集性と接着性の複合型の破折であったのに対して、メタルセラミックスのグループでは主に凝集性の破折であった。

結論：本研究結果よりジルコニアコアとベニアセラミックスの SBS はサーモサイクルの影響は受けず、メタルセラミックスとの組み合わせについても高い接着強度を達成することができなかった。

（Dent Mater 2008；24（11）：1556-1567.）

Objectives. The purpose of this study was to evaluate the shear bond strength between various commercial zirconia core and veneering ceramics, and to investigate the effect of thermocycling. Methods. The Schmitz-Schulmeyer test method was used to evaluate the core-veneer shear bond strength (SBS) of three zirconia core ceramics (Cercon Base, Vita In-Ceram YZ Cubes, DC-Zirkon) and their manufacturer recommended veneering ceramics (Cercon Ceram S, Vita VM9, IPS e.max Ceram). A metal ceramic system (Degudent U94, Vita VM13) was used as a control group for the three all-ceramic test groups (n = 30 specimens/group). Half of each group (n = 15) was thermocycled (5-55 degrees C, 20,000 cycles). Subsequently, all specimens were subjected to shear force in a universal testing machine. Fractured specimens were evaluated microscopically to determine the failure mode. Results. The initial mean SBS values in MPa +/- S.D. were 12.5 +/- 3.2 for Vita In-Ceram YZ Cubes/Vita VM9, 11.5 +/- 3.4 for DC-Zirkon/IPS e.max Ceram, and 9.4 +/- 3.2 for Cercon Base/Cercon Ceram S. After thermocycling mean SBS values of 11.5 +/- 1.7 MPa for DC-Zirkon/IPS e.max Ceram, 9.7 +/- 4.2 MPa for Vita In-Ceram YZ Cubes/Vita VM9, and 9.6 +/- 4.2 MPa for Cercon Base/Cercon Ceram S were observed. Neither the differences between the SBS values of the all-ceramic test groups nor the influence of thermocycling on all groups were statistically significant. Irrespective of thermocycling the metal ceramic control group (27.6 +/- 12.1 MPa, 26.4 +/- 13.4 MPa) exhibited significantly higher mean SBS than all three allceramic groups tested. The all-ceramic groups showed combined failure modes as cohesive in the veneering ceramic and adhesive at the interface, whereas the metal ceramic group showed predominately cohesive fractures. Significance. The results indicated that the SBS between zirconia core and veneering ceramics was not affected by thermocycling. None of the zirconia core and veneering ceramics could attain the high bond strength values of the metal ceramic combination.

コンピュータによるダイレクトセラミック修復：CAD/CAMによるインレーとアンレーの10年に及ぶ臨床研究

目的： このフォローアップ研究の目的は10年以上機能したセレックインレーとアンレーの臨床的品質についてのパフォーマンスを調べることである。

方法： 1989年から1991年の初めにかけて200のセレックインレーとアンレーのうち187の修復物は10年を超えて機能した。これらの修復はCAD/CAM (Cerec-1) とVita MK I feldspathic ceramic にて製作した。接着テクニックとコンポジットレジンセメンテーションが行われた。10年後、臨床パフォーマンスはモディファイドされたUSPHD Criteria が用いられ、成功と失敗のクラス分けを行った。

結果： Kaplan-meier analysis の結果、10年後のセレックインレーとアンレーのサクセスレートは90.4％であり、11人の患者について15（8％）の失敗を認めた。この失敗の73％はセラミックスの破折53％と歯の破折20％、またカリエス20％、根尖性歯周炎7％であった。そして、最も多くの失敗はMOD窩洞であった。

結論： 失敗の比率は8％、サバイバルレートは90.4％であった。この結果は非常に高い患者満足度の観点からも確かにうかがうことができる。

(Otto T, et al. Int J Prosthodont 2002；15（2）：122-128.)

3種類のセメントによるジルコニアセラミッククラウンの維持力

目的： 本研究の目的は、実際の臨床をシミュレートした環境下において1種類のジルコニアセラミッククラウンを維持するために選ばれた合着材の能力を測ることである。

方法： 最近抜去されたヒト大臼歯を用いて平坦な咬合面、20°のテーパー、およそ4mmの軸面を用意した。3種類のセメントグループ（n=12）各々にジルコニアセラミックス被覆冠の試料（Procera AllZirkon）をCAD/CAMにて製作した。すべての試料は内面を50μmの酸化アルミニウムによりブラスト処理され、超音波洗浄後アルコール消毒された。実験用被覆冠は試適後、同様の処理がなされ、支台歯に対して10kg荷重により、それぞれ3種類のコンポジットレジンセメント（Panavia F 2.0、ED Primer A & B [PAN]）、レジン系グラスアイオノマーセメント（Rely X Luting [RXL]）、常温重合タイプレジンセメント（Rely X Unicem [RXU]）を用いて圧接された。そして、5℃、55℃のサーマルサイクル（5,000 cycle）を行いUniversal testing machine にて、0.5mm/min のスピードで被覆冠の除去を行った。測定された除去力と各セメントに生じた応力が計算され、一元配置分散分析（r<0.05）により評価された。

結果： 3種のセメントの除去時の応力の平均値はそれぞれPAN=5.1、RXL=6.1、RXU=5.0 MPaとなり、統計分析の結果有意な違いは示さなかった。また、試料の46％が被覆冠に、25.7％が歯質表面上にセメントの残留が認められた。

結論： 本研究結果から、3種類の合着に用いるセメントに統計的な有意が認められず、ボンディング剤を併用し、コンポジットレジンセメントを使用した場合の被覆冠の維持力に、他の2種類のセメント材に対する優位性を示すことができなかった。

(Palacios RP, et al. J Prosthet Dent 2006；96（2）：104-114.)

Bonding

コンポジットレジンと長石系オールセラミック CAD/CAM クラウンの破折負荷（強度）

目的：本研究では CAD/CAM によるコンポジットレジンおよびオールセラミッククラウンの湿潤下での疲労強度と合着材の影響を調査することである。

方法：96本のう蝕のない健常小臼歯がコンポジットレジンおよびオールセラミッククラウン製作のため、6°テーパー、1.5mm のショルダー形成、セメント - エナメル境から0.5mm のフィニッシングライン、軸面の形成量は1.5mm、咬合面で2.0mm にて用意された。また、コントロール群として16本を無形成とした。試料としてコンポジットレジン冠（MZ100 Block）とオールセラミック冠（Vita Mark II）が CAD/CAM（Cerec 3）により48本ずつ製作された。また、合着材料として RelyX ARC（R-X）、GC Fuji CEM（FC）、zinc phosphate cement（ZP）の3種類（各 n=16）を用いた。水中保管1週間後に、半数の試料（8個）に対してサーマルサイクル試験（4℃/58℃、dwell time 60 sec）と咀嚼シミュレータによる咀嚼試験（600,000回）が行われ、残りの試料（8個）はサイクルテストを行わずコントロールとした。その後、すべての試料に対してクロスヘッドスピード1mm/min にて負荷試験が行われた。破折強度が測定され、被覆冠材料、合着材、負荷コンディションを要因とした3元配置分散分析、および健常歯のコントロールとの比較のために T-検定が行われた。

結果：3元配置分散分析の結果、合着材料と負荷コンディションに有意な影響を認めた。しかし、被覆冠の違いは認められなかった。サイクルテストによる負荷は3種類の合着材料すべてにおいて強度の減少を引き起こした。さらに、zinc phosphate cement（ZP）に比較して RelyX ARC（R-X）と GC Fuji CEM（FC）は有意に高い強度を示した。また、健常歯群はサイクルテストの前後に有意差を認めなかった。

結論：サイクルテストによる疲労の負荷は、コンポジットレジン冠およびオールセラミック冠に対して破折強度の低下を引き起こした。そして、接着性セメントの有用性が示された。

（Attia A, et al. J Prosthet Dent 2006；95（2）：117-123.）

CAD/CAM 用セラミックスとコンポジットレジンブロックにおける合着セメントの引っ張り強度（μTBS）

目的：本研究の目的は、コンポジットレジンおよび CAD/CAM 用セラミックブロックの表面性状の違いに対するレジンセメントの接着強度（μTBS）と破折様式の観察である。

方法：試料として Paradigm composite block と Cerec Vitablocs を選択し、炭化ケイ素（SiC）粒子にて表面処理を行った。接着の条件は（1）接着性レジンセメントの使用（AdH）、（2）エッチングとシラン処理（HF+S）、（3）コンビネーション（HF+S+AdH）とした。3種のレジンセメントには Tetric Flow、Nexus 2、RelyX ARC を用い、被験ブロック表面上に築造した。実験は37℃で24時間水中保管後、引っ張り試験が行われた。破折した試験体はマイクロスコープと SEM 像にて破折様式が評価された。

結果：引っ張り試験の結果より、セラミックスに対する3種のレジンセメントの平均強度は HF+S と HF+S+AdH による表面処理グループにて27および29.2MPa であった。また、同様にレジン表面に対しては42.3および54.2MPa となった。破折様式は98％がレジンセメントによるもので、68％がコンビネーションであった。

結論：コンポジットレジンを用いた CAD/CAM による治療はセラミックスに比較してレジンセメントでの接着性において優位性を示した。

（El Zohairy AA, et al. Dent Mater 2003；19（7）：575-583.）

補綴・デジタルデンティストリーのための重要キーワード10

⑥ Zirconia coping

ジルコニアコーピング

オールセラミッククラウンなどのセラミック修復物のコアであるコーピングにジルコニアを用いたもの。2000年以降、材料の加工に使用するCAD/CAMシステムの進歩に加え、金属の物性にせまる物性をもつジルコニアが応用されるようになり、オールセラミックス修復の選択肢が広がった。最大の特徴は光の透過性に優れ、天然歯と同様の色調を再現できるとともに、その強度により、セラミックス単体では不可能であったロングディスタンスのブリッジ症例が適応となったことである。

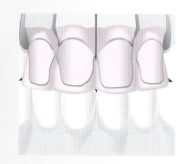

(石橋寛二, 川添堯彬, 川和忠治, 福島俊士, 三浦宏之, 矢谷博文(編著). クラウンブリッジ補綴学 第4版. 東京: 医歯薬出版, 2009.
山﨑長郎(監). 歯科臨床のエキスパートを目指してⅡ ボンデッドレストレーション10 オールセラミッククラウン・ブリッジレストレーション, 東京: 医歯薬出版, 2006.)

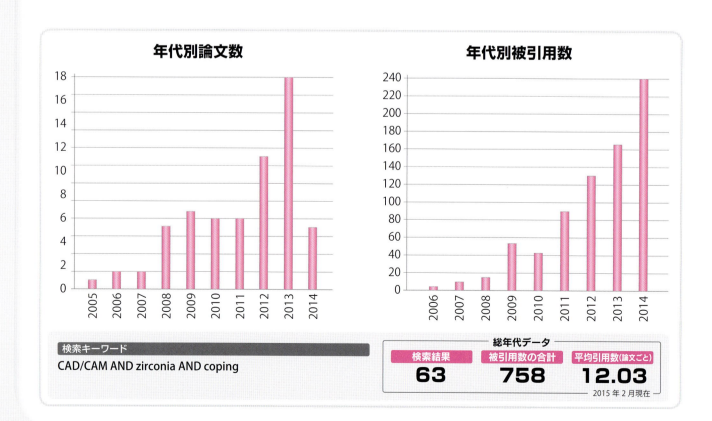

検索キーワード: CAD/CAM AND zirconia AND coping

総年代データ
- 検索結果: 63
- 被引用数の合計: 758
- 平均引用数(論文ごと): 12.03

2015年2月現在

Zirconia coping

トムソン・ロイターが選んだベスト20論文

順位	タイトル・和訳	2011年	2012年	2013年	2014年	合計引用数	平均引用数（1年ごと）
引用数1位	Bindl A, Mörmann WH. Marginal and internal fit of all-ceramic CAD/CAM crown-copings on chamfer preparations. J Oral Rehabil 2005；32(6)：441-447. シャンファー形成を行ったオールセラミックス CAD/CAM クラウンのマージン部および内面の適合性	11	19	10	22	109	9.91
引用数2位	Beuer F, Aggstaller H, Edelhoff D, Gernet W, Sorensen J. Marginal and internal fits of fixed dental prostheses zirconia retainers. Dent Mater 2009；25(1)：94-102. ジルコニアにより保持される固定性補綴装置のマージン部と内面の適合性	10	14	10	16	67	9.57
引用数3位	Beuer F, Schweiger J, Eichberger M, Kappert HF, Gernet W, Edelhoff D. High-strength CAD/CAM-fabricated veneering material sintered to zirconia copings--a new fabrication mode for all-ceramic restorations. Dent Mater 2009；25(1)：121-128. 高強度 CAD/CAM によるジルコニアコーピング：オールセラミックス治療のための新しい製作モード	14	8	19	16	65	9.29
引用数4位	Tsalouchou E, Cattell MJ, Knowles JC, Pittayachawan P, McDonald A. Fatigue and fracture properties of yttria partially stabilized zirconia crown systems. Dent Mater 2008；24(3)：308-318. イットリウム含有ジルコニアクラウンシステムの疲労と破折特性	12	8	9	4	48	6.00
引用数5位	Baldissara P, Llukacej A, Ciocca L, Valandro FL, Scotti R. Translucency of zirconia copings made with different CAD/CAM systems. J Prosthet Dent 2010；104(1)：6-12. 異なる CAD/CAM システムにて製作されたジルコニアコーピングの半透明性	6	10	14	13	43	7.17
引用数6位	Bindl A, Mörmann WH. Fit of all-ceramic posterior fixed partial denture frameworks in vitro. Int J Periodontics Restorative Dent 2007；27(6)：567-575. オールセラミックスによる臼歯部固定性補綴フレームワークの in-vitro による適合性評価	10	7	6	7	43	4.78
引用数7位	Beuer F, Naumann M, Gernet W, Sorensen JA. Precision of fit：zirconia three-unit fixed dental prostheses. Clin Oral Investig 2009；13(3)：343-349. 適合精度：3 ユニットのジルコニア固定性補綴装置	3	4	10	10	31	4.43

補綴・デジタルデンティストリーのための重要キーワード10（関連性の高い論文和訳）

トムソン・ロイターが選んだベスト**20**論文

順位	タイトル・和訳	2011年	2012年	2013年	2014年	合計引用数	平均引用数（1年ごと）
引用数 8位	Kunii J, Hotta Y, Tamaki Y, Ozawa A, Kobayashi Y, Fujishima A, Miyazaki T, Fujiwara T. Effect of sintering on the marginal and internal fit of CAD/CAM-fabricated zirconia frameworks. Dent Mater J 2007；26(6)：820-826. ジルコニアの焼結がCAD/CAMにて製作されたジルコニアフレームワークのマージンおよび内面の適合性に与える影響	8	3	8	6	28	3.11
引用数 9位	Bindl A, Lüthy H, Mörmann WH. Thin-wall ceramic CAD/CAM crown copings：strength and fracture pattern. J Oral Rehabil 2006；33(7)：520-528. ツインウォールセラミックCAD/CAMクラウン：その強度と破折様式	1	6	4	1	20	2.00
引用数 10位	Moldovan O, Luthardt RG, Corcodel N, Rudolph H. Three-dimensional fit of CAD/CAM-made zirconia copings. Dent Mater 2011；27(12)：1273-1278. CAD/CAMジルコニアコーピングの三次元適合度	0	4	7	8	19	3.80
引用数 11位	Grenade C, Mainjot A, Vanheusden A. Fit of single tooth zirconia copings：comparison between various manufacturing processes. J Prosthet Dent 2011；105(4)：249-255. 単冠ジルコニアコーピングの適合：製作過程の違いによる比較	0	5	6	8	19	3.80
引用数 12位	Beuer F, Stimmelmayr M, Gueth JF, Edelhoff D, Naumann M. In vitro performance of full-contour zirconia single crowns. Dent Mater 2012；28(4)：449-456. フルジルコニアシングルクラウンの実験的パフォーマンス	0	1	6	11	18	4.50
引用数 13位	Persson AS, Andersson M, Odén A, Sandborgh-Englund G. Computer aided analysis of digitized dental stone replicas by dental CAD/CAM technology. Dent Mater 2008；24(8)：1123-1130. CAD/CAMテクノロジーによるコンピュータ支援デジタル歯科石膏模型複製	3	2	5	5	18	2.25
引用数 14位	Vigolo P, Mutinelli S. Evaluation of zirconium-oxide-based ceramic single-unit posterior fixed dental prostheses (FDPs) generated with two CAD/CAM systems compared to porcelain-fused-to-metal single-unit posterior FDPs：a 5-year clinical prospective study. J Prosthodont 2012；21(4)：265-269. ポーセレン-メタル融合型臼歯部固定性補綴装置に対する、2つのCAD/CAMシステムにより製作されたジルコニアセラミックス臼歯部固定性補綴装置の評価：5年前向き臨床試験	0	0	7	10	17	4.25

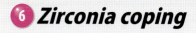

トムソン・ロイターが選んだベスト20論文

	タイトル・和訳	2011年	2012年	2013年	2014年	合計引用数	平均引用数（1年ごと）
引用数 15位	Martínez-Rus F, Suárez MJ, Rivera B, Pradíes G. Evaluation of the absolute marginal discrepancy of zirconia-based ceramic copings. J Prosthet Dent 2011；105（2）：108-114. ジルコニアコーピングセラミックスのマージン部不適合の評価	0	5	6	5	16	3.20
引用数 16位	Beuer F, Edelhoff D, Gernet W, Naumann M. Effect of preparation angles on the precision of zirconia crown copings fabricated by CAD/CAM system. Dent Mater J 2008；27（6）：814-820. 形成の角度がCAD/CAMシステムにて製作したジルコニアコーピングクラウンの正確性に及ぼす影響	3	2	4	3	15	1.88
引用数 17位	Beuer F, Neumeier P, Naumann M. Marginal fit of 14-unit zirconia fixed dental prosthesis retainers. J Oral Rehabil 2009；36（2）：142-149. 14ユニットのジルコニア固定性補綴リテーナーのマージン部適合性	1	2	3	5	14	2.00
引用数 18位	Beuer F, Aggstaller H, Edelhoff D, Gernet W. Effect of preparation design on the fracture resistance of zirconia crown copings. Dent Mater J 2008；27（3）：362-367. 形成デザインがジルコニアコーピングの破折抵抗性に与える効果	2	5	1	2	14	1.75
引用数 19位	Pak HS, Han JS, Lee JB, Kim SH, Yang JH. Influence of porcelain veneering on the marginal fit of Digident and Lava CAD/CAM zirconia ceramic crowns. J Adv Prosthodont 2010；2（2）：33-38. DegidentおよびLava CAD/CAMジルコニアセラミックスのマージン部適合性に対するポーセレンベニアリングの影響	2	3	3	5	13	2.17
引用数 20位	Beuer F, Aggstaller H, Richter J, Edelhoff D, Gernet W. Influence of preparation angle on marginal and internal fit of CAD/CAM-fabricated zirconia crown copings. Quintessence Int 2009；40（3）：243-250. CAD/CAMにて製作されたジルコニアクラウンコーピングのマージン部および内面適合性に対する支台歯形成角度の影響	1	3	5	3	13	1.86

補綴・デジタルデンティストリーのための重要キーワード10（関連性の高い論文和訳）

引用数 1位

Marginal and internal fit of all-ceramic CAD/CAM crown-copings on chamfer preparations

シャンファー形成を行ったオールセラミック CAD/CAM クラウンのマージン部および内面の適合性

Bindl A, Mörmann WH

　コンピューターデザインにて製作された大臼歯部オールセラミッククラウンのクラウンコーピングのマージンおよび内面の適合性は、コンベンショナルテクニックとほぼ同様の精度をもつと評価されている。

　6本のクラウンのマージン形成をシャンファー形態にて行い、作業用模型を製作後、12回の複製によりダイ模型を合計72個製作した。そして、Slip-cast（In-Ceram Zirconia®）、heat-pressing（Empress II®）および CAD/CAM crown-copings（Cerec inLab®、DCS®、Decim®、Procera®）が用意された。マージン部と内面の適合性はSEM（120倍）にて評価した。マージナルギャップは Empress II®（44±23μm）と比較して In-Ceram Zirconia®（25±18μm）が有意（p<0.05）に小さかった。Decim®（23±17μm）と Procera®（17±16μm）は In-Ceram Zirconia®に対してはほぼ同等であったが、Empress II® および Cerec inLab®（43±23μm）、DCS®（33±20μm）に対しては有意差が認められた（p<0.01）。Procera®（136±68μm）の頬側中央部の内面適合性は、ほかのすべて（Decim®〔81±30μm〕、slip-cast〔94±84μm〕、Empress II®〔105±53μm〕、DCS®〔110±79μm〕、Cerec inLab®〔114±58μm〕）に対して有意に大きなギャップを示した（P<0.05）。また、近遠心側内面の適合性は良好であった。

　本研究結果より、大臼歯部オールセラミッククラウンのクラウンコーピングの適合性は、コンベンショナルテクニックとほぼ同様の精度であるという仮説が検証された。

（J Oral Rehabil 2005；32（6）：441-447.）

Evaluation of the marginal and internal fit of all-ceramic molar crown-copings hypothesizing that Computer Aided Design/Computer Aided Manufacturing (CAD/CAM) fabrication shows the same accuracy of fit as conventional techniques. A set of six individual crown preparations was duplicated 12 times yielding 72 plaster dies. Slip-cast (In-Ceram Zirconia®), heat-pressing (Empress II®) and CAD/CAM crown-copings (Cerec inLab®, DCS®, Decim® and Procera®) were seated on 12 dies each. Marginal and internal gap width was measured in the SEM at 120x magnification. Marginal gap of slip-cast (25 +/- 18 mu m) was significantly (P < 0.05) smaller than that of Empress II® (44 +/- 23 mu m) copings. Procera® (17 +/- 16 mu m) and Decim® (23 +/- 17 mu m) did not differ (P > 0.05) from slip-cast (25 +/- 18 mu m) but were smaller (P < 0.001/P < 0.01) than Empress II® (44 +/- 23 mu m) and Cerec inLab® (43 +/- 23 mu m) (P < 0.001/P < 0.05). DCS® (33 +/- 20 mu m) did not differ (P > 0.05) from any of the others. The internal mid-orobuccal gap width of Procera® (136 +/- 68 mu m) was larger (P < 0.001) than that of Decim® (81 +/- 30 mu m) and slip-cast (94 +/- 84 mu m) (P < 0.05) while Empress II® (105 +/- 53 mu m), DCS® (110 +/- 79 mu m) and Cerec inLab® (114 +/- 58 mu m) did not differ significantly (P > 0.05) from Decim®, Procera® and slip-cast. Internal mesiodistal gap width was similar. The fit of conventional and CAD/CAM all-ceramic molar crown-copings covered the same range of gap width confirming the assumed hypothesis.

Marginal and internal fits of fixed dental prostheses zirconia retainers

ジルコニアにより保持される固定性補綴装置の
マージン部と内面の適合性

Beuer F, Aggstaller H, Edelhoff D, Gernet W, Sorensen J.

目的：CAD/CAMシステムはオールセラミックスによる固定性補綴のためのサブストラクチャーであるジルコニアを用いることを可能にした。この研究はCAD/CAMシステムによりデザインされ、ジルコニアブロックからミリングされて製作されたフレームワークの適合性を比較することである。

方法：3ユニットの臼歯部固定性補綴装置（FDP）（n=10）がCAD/CAMシステム：milling center CAD/CAM system（Etkon）、laboratory CAD/CAM system（Cerec InLab）、およびlaboratory CAM system（Cercon）にて製作された。1人の歯科医師が、試適後に最終模型にセメントにて合着した。マージン部と内面の適合性はマイクロスコープ（50倍）にて測定され、一元配置分散分析にて比較検討された。

結果：各CAD/CAMシステムでのマージン部と内面適合性の結果（平均値〔SD〕）はEtkon：29.1μm（14.0）、62.7μm（18.9）、Cerec InLab：56.6μm（19.6）、73.5μm（20.6）、Cercon：81.4μm（20.3）、119.2μm（37.5）となった。分散分析の結果、マージン部および内面の適合性に各システムの違いが認められた（p<0.001）。

結論：すべてのシステムにおけるマージナルギャップは120μm以下であり、十分に臨床応用可能と判断した。また、CAMシステムに比較してCAD/CAMシステムの適合度が良好であった。

（Dent Mater 2009；25（1）：94-102.）

Objectives. CAM (computer-aided manufacturing) and CAD (computer-aided design)/CAM systems facilitate the use of zirconia substructure materials for all-ceramic fixed partial dentures. This in vitro study compared the precision of fit of frameworks milled from semisintered zirconia blocks that were designed and machined with two CAD/CAM and one CAM system. Methods. Three-unit posterior fixed dental prostheses (FDP) (n = 10) were fabricated for standardized dies by: a milling center CAD/CAM system (Etkon), a laboratory CAD/CAM system (Cerec InLab), and a laboratory CAM system (Cercon). After adaptation by a dental technician, the FDP were cemented on definitive dies, embedded and sectioned. The marginal and internal fits were measured under an optical microscope at 50x magnification. A one-way analysis of variance (ANOVA) was used to compare data (alpha = 0.05). Results. The mean (S.D.) for the marginal fit and internal fit adaptation were: 29.1 mu m (14.0) and 62.7 mu m (18.9) for the milling center system, 56.6 mu m (19.6) and 73.5 mu m (20.6) for the laboratory CAD/CAM system, and 81.4 mu m (20.3) and 119.2 mu m (37.5) for the laboratory CAM system. One-way ANOVA showed significant differences between systems for marginal fit (P < 0.001) and internal fit (P < 0.001). Significance. All systems showed marginal gaps below 120 mu m and were therefore considered clinically acceptable. The CAD/CAM systems were more precise than the CAM system.

High-strength CAD/CAM-fabricated veneering material sintered to zirconia copings--a new fabrication mode for all-ceramic restorations

高強度CAD/CAMによるジルコニアコーピング：オールセラミックス治療のための新しい製作法

Beuer F, Schweiger J, Eichberger M, Kappert HF, Gernet W, Edelhoff D.

目的：本研究の目的は、CAD/CAMにて製作したうえでジルコニアコーピングに焼き付けられた高強度セラミックスの破折強度を、通常のジルコニアベースクラウンと比較することである。

方法：1.2mm、360°シャンファーにて形成した第二大臼歯をコバルトクロム合金にて15個複製した。実験試料は製作する45個のジルコニアコーピングであり、以下の3グループを設定した（VT：通法のベニアリングとレイヤーテクニックのジルコニアクラウン、PT：ジルコニアコーピングに圧接されたベニアリングポーセレン、ST：CAD/CAMにより製作され、ジルコニアコーピングに焼き付けられた高強度のベニアリングキャップ）。すべてのクラウンは通法にしたがって支台歯に合着され、臨床的破折強度のテストを行った。統計分析には、一元配置分散分析と多重比較法を用いた。

結果：被験資料の各グループのデータは、VT：3,700.39N（SD：±1238.72）、PT：3,523.73N（SD：±1181.11）、ST：6,262.67N（SD：±2257.42）であった。分析の結果、有意にSTグループの強靭性が示された（$p<0.001$）。

結論：この新しいCAD/CAM製作法（ST）は耐久性に優れ、これを用いた固定性補綴装置はコストに対する効果およびチッピングリスクの軽減をも期待される。

（Dent Mater 2009；25（1）：121-128.）

Objectives. With this in vitro study the fracture strength of zirconia-based crown copings being veneered with a CAD/CAM generated high-strength ceramic cap by sintering is compared with anatomically identical zirconia-based crowns, which were either overpressed or veneered by the layering technique for completion. Methods. A 1.2 mm, 360 chamfer preparation was performed on a second maxillary molar and was dublicated 15 times in a cobalt-chromium-alloy. A sample of 45 zirconia copings was produced and divided into three groups. in the first group (VT) zirconia copings received conventional veneering in layering technique, in the second group the veneering porcelain was pressed over the zirconia coping (PT), and for the third group (ST) a CAD/CAM-fabricated high-strength anatomically shaped veneering cap was sintered onto the zirconia coping. All crowns were cemented conventionally onto their dies and tested in the universal testing machine until clinical failure. The fracture load data were compared by a one-way analysis of variance and a multiple comparison posthoc test (alpha < 0.05). Results. Specimens from group VT showed a mean (S.D.) fracture load of 3700.39 (1238.72) N, group OT 3523.73 (1181.1.1) N and group ST 6262.67 (2257.42) N. The difference between groups VT/OT and ST were statistically significant (P < 0.001). Significance. The new CAD/CAM- fabricated bilayered restorations (ST) were superior to the present techniques (VT and OT) in terms of fracture load and offer the possibility to produce cost-effective crowns and fixed partial dentures with a potential lower risk of chippings.

Fatigue and fracture properties of yttria partially stabilized zirconia crown systems.

イットリウム含有ジルコニアクラウンシステムの疲労と破折特性

Tsalouchou E, Cattell MJ, Knowles JC, Pittayachawan P, McDonald A.

目的： 本研究の目的は焼成もしくはヒートプレスによりベニアされた Zirconia Everest® の疲労と破折特性を試験することである。

方法： 50個のジルコニアコーピングが Kavo Zirconia Everest ZS-blanks と CAD/CAM にて製作された。ヒートプレス（IPS e.max® ZirPress）25個および、焼結（IPS e.max® Cercon）25個の2グループを設定した。実験は水中下、20N と 200N の負荷を 50,000 Cycle，1 Hz にて行われた。そして、クロスヘッドスピード 1 mm/min にて被験資料が破折するまでデータが記録された。その後、試料はエックス線検査と（XRD）と SEM にて評価された。

結果： IPS e.max® ZirPress グループの破折強度は2,135.6N（SD：±330.1）、IPS e.max® Cercon グループの破折強度は2,189.9N（SD：±317.6）であり、両グループ間に有意差は認められなかった。また、Weibull 係数と荷重破壊の特徴にも相違は認められなかった。被験資料の破壊はベニア材料内の凝集的破壊が主であった。XRD より、焼結以前ではジルコニウム粉と結晶が認められたが、焼結後では結晶体だけが認められた。

結論： 焼結およびヒートプレスによる Zirconia Everest® の疲労特性には大きな違いは認められなかった。

（Dent Mater 2008；24（3）：308-318.）

Objectives. The purpose of this study was to test in vitro the fatigue and fracture properties of the Zirconia Everest® core material after being veneered with a sintered or a heat-pressed veneer material. Methods. Fifty zirconium copings were made using Kavo Everest ZS-blanks and the CAD/CAM technology. These were divided equally into two groups. Group one was veneered by a heat-pressed material (IPS e.max® ZirPress) and group two was veneered by a sintered material (IPS e.max® Ceram). All the crown shapes were subjected to 50,000 cycles of cyclic loading in water between 20 and 200 N, at a rate of 1 Hz and then loaded dynamically at a crosshead speed of 1 mm/min, until failure. Specimens of the core and the veneering materials were characterized using X-ray diffraction (XRD) and secondary electron imaging (SEI). Results. There was no statistically significant difference in the mean failure load (N +/- S.D.) between group 1: 2135.6 +/- 330.1 and group 2: 2189.9.1 +/- 317.6 (p > 0.05). No difference was found in the Weibull modulus and characteristic failure load values between the two groups (p > 0.05). The specimens displayed mainly cohesive failure within the veneering material. XRD of the zirconium powder before sintering revealed tetragonal and monoclinic phases while after sintering only tetragonal zirconia. could be identified.Significance. There was no difference in the fatigue properties of the Zirconia Everest® core material following sintering or heat pressing of the veneering material (p > 0.05).

異なるCAD/CAMシステムにて製作された
ジルコニアコーピングの半透明性

目的：本研究の目的は、異なるCAD/CAMシステムにより製作されたジルコニアコーピングの半透明性を評価することである。また、Lithium disilicate glass-ceramicをコントロールとした。

方法：ステンレス製の支台歯の印象採得を行い、9つの支台歯作業模型を複製した。CAD/CAMのシステムを以下の8種類（Lava Frame 0.3と0.5mm、IPS e.max ZirCAD、VITA YZ、Procera AllZircon、Digizon、DC Zircon、Cercon Base）選択し、コントロールにLithium disilicate glass-ceramic（IPS e.max Press）を用いた。すべてのコーピングは各システムの概要にしたがい、40μmまでのセメント間隙を許容した。半透明性は、被験試料をデジタル・フォト・ラディオメーターにマウンティングし、ダークチャンバーにて直接的に測定された。光源には150Wのハロゲンランプを用い、各々3回の繰り返し測定を行い、データは一元配置分散分析およびBonferroniの多重比較を行った。

結果：Lava Frame（0.3mmと0.5mm）はもっとも高い透明性を示した（$p<0.05$）。光源環境は $3.572 +/- 018 \times 10(3)$ lx、および $3.181 +/- 0.13 \times 10(3)$ lx の2条件にて、コントロールグループ（IPS e.max Press：$4.98 \times 10(3)$ lx）と比較して、それぞれ71.7%と63.9%の比率であった。

結論：2種類のLava Frameにおいて優位に高い透過性を認めたものの、コントロール（Lithium disilicate glass-ceramic：IPS e.max Press）と比較してジルコニアコーピングの光透過性は有意に低い結果であった。

（Baldissara P, et al. J Prosthet Dent 2010；104（1）：6-12.）

ツインウォールセラミックCAD/CAMクラウン：
その強度と破折様式

目的：臼歯部におけるCAD/CAMクラウンの強度と破折様式は、一般的に0.4mmの厚みにて評価されている。その中でYTZP-ジルコニアコーピングは高い強度をもつため、レジンセメントもしくはその他のセメンテーションの影響を強く受けるとの仮説を立てた。

方法：2セットのコーピング（n=15）に（1）Lithium disilicate glass-ceramicと（2）YTZP-zirconiaを、そして、コントロールにInfiltration ceramicを用いて、CEREC inLab CAD/CAM fromにて製作された。すべてのコーピングはそれぞれ、a）リン酸亜鉛セメント、b）接着性レジンセメントにて合着された。被験試料が破折に至るまでの荷重を付加し、得られたデータは分散分析およびSheffe methodによる多重比較がなされた。また、破折パターンの各グループにて破折開始時の3試料を用いて評価された。

結果：放射状のクラックがセメンテーション部の界面にて早期に観察され、最終的にジルコニアの破折に至った。破折強度の平均は破折開始と最終破折時でそれぞれ、Lithium disilicate glass-ceramic（804+/- 195/862 +/- 162）、Infiltration ceramic（923 +/- 180/975 +/- 147）、YTZP-zirconia（697 +/-110/1607 +/- 145）となった。また、2-a,b）YTZP-zirconiaでは破折開始時では差が認められなかったが、破折終了時には有意にリン酸亜鉛セメント合着が低い値を示した（$p<0.01$）。また、リン酸亜鉛セメント合着での1-a）Lithium disilicate glass-ceramicと3-a）Infiltration ceramic（コントロール）に比較して有意に強い結果を示した（$p<0.001$）。

結論：YTZP-zirconiaコーピングはオールセラミッククラウンにおいて十分なサポートを提供することができ、接着性セメント以外のセメンテーションに対しても臨床的には利用可能かもしれない。

（Bindl A, et al. J Oral Rehabil 2006；33（7）：520-528.）

Zirconia coping

引用数 10位

CAD/CAM ジルコニアコーピングの三次元適合度

目的：CAD/CAM テクノロジーの目的は歯科治療における規格化された精度の高い修復物を、高い強度をもつジルコニアを用いて製作することである。そして、この目的を実現させるために、本研究ではジルコニアコーピング内面の三次元適合性を評価した。

方法：支台歯形成を行い、実際に CAD 表面と一致したセラミックス製の支台を製作した。5個のコーピングがミリングとグラインディングの異なる2つの CAD/CAM テクノロジーにて製作された。三次元適合性は Three-dimensional replica technique によって光学デジタリングを行い、コンピュータ解析により評価した。

結果：ミリングとグラインディングでの内面適合性の平均値はそれぞれ、大臼歯部にて134/84μm（SD 78/28）、小臼歯部にて93/69μm（SD 56/35）であった。対象歯の種類と CAD/CAM テクノロジーの相違に統計的有意な差が認められた（p<0.001）。

結論：すべてのジルコニアコーピングは内面の適合性について十分な精度を示した。しかしながら、CAD/CAM テクノロジーには、さらなる改良と基準化の余地があると思われる。

（Moldovan O, et al. Dent Mater 2011；27(12)：1273-1278.）

引用数 11位

単冠ジルコニアコーピングの適合：製作過程の違いによる比較

目的：本研究の目的は、単冠のジルコニアコーピング内面およびマージン部の適合性を CAD/CAM の製作プロセス（Procera：Nobel Biocare、Ceramill：Amann Girrbach）の違いにて比較することである。

方法：20個のアバットメントが Procera および Ceramill ジルコニアコーピングにより、セラミッククラウンのテンプレートとして準備された。製作されたコーピングは、エポキシレプリカの鋳造アバットメントに Clearfil Esthetic Cement（Kuraray）にて合着された。各コーピングに9回の測定が行われ、オーバー、アンダーマージンが評価された。また、2プロセスの違いが一般線形モデルにて分析された（a=0.05）。

結果：内面適合性は2群間に統計的有意差を認めなかった（p=0.13）。マージン部の適合性は Procera が51μm（SD=±50）、Ceramill が81μm（SD=±66）であり、Prosera コーピングが有意に良好な結果となった（p<0.005）。オーバーマージンとアンダーマージンの比率は Procera が43%：57%、Ceramill が71%：29%であった。

結論：本研究により、Procera コーピングは有意に Ceramill コーピングと比較して高い適合性を示した。加えて、オーバーマージンの確率も有意に低かった。

（Grenade C, et al. J Prosthet Dent 2011；105(4)：249-255.）

補綴・デジタルデンティストリーのための重要キーワード10

7 Survival rate of CAD/CAM material
CAD/CAM マテリアルのサバイバルレート

Survival rate の考え方は医科分野の臨床報告にあるものと同様であり、治療症例に対する一定期間経過後の Survival 症例の割合（生存率、もしくは残存率）である。通常5年後の割合がしばしば用いられ参考とされている。CAD/CAM material に関しては、破折・チップ等の物性によるものだけでなく、脱離・疼痛・機能障害等の臨床的問題によるものも含まれる。文献を参考にする際には、臨床的な成功例（Survival 症例）にどのような状況を設定しているのかを確認することが大切である。口腔内にて十分な機能を発揮していなければ意味がないからである。

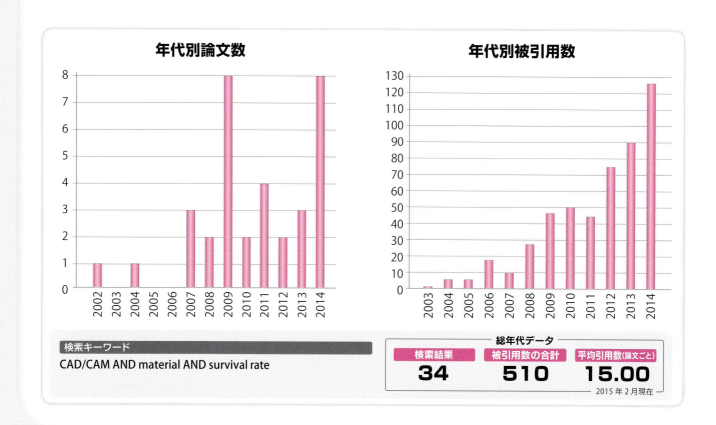

検索キーワード: CAD/CAM AND material AND survival rate

総年代データ
- 検索結果: 34
- 被引用数の合計: 510
- 平均引用数（論文ごと）: 15.00

2015年2月現在

Survival rate of CAD / CAM material

トムソン・ロイターが選んだベスト20論文

	タイトル・和訳	2011年	2012年	2013年	2014年	合計引用数	平均引用数（1年ごと）
引用数 1位	Sanna AM, Molly L, van Steenberghe D. Immediately loaded CAD-CAM manufactured fixed complete dentures using flapless implant placement procedures：a cohort study of consecutive patients. J Prosthet Dent 2007；97（6）：331-339. CAD/CAMを用いて製作したフラップレスインプラント即時荷重による固定性全部床義歯：継続治療患者のコホート研究	6	17	9	10	77	8.56
引用数 2位	Sjögren G, Molin M, van Dijken JW. A 10-year prospective evaluation of CAD/CAM-manufactured（Cerec）ceramic inlays cemented with a chemically cured or dual-cured resin composite. Int J Prosthodont 2004；17（2）：241-246. 化学重合もしくはデュアル重合型コンポジットレジンにより合着された、CAD/CAM（Cerec）にて製作したインレーの10年後の評価	3	3	7	5	61	5.08
引用数 3位	Bindl A, Mörmann WH. An up to 5-year clinical evaluation of posterior in-ceram CAD/CAM core crowns. Int J Prosthodont 2002；15（5）：451-456. 臼歯部 In-Ceram CAD/CAM Core Crowns の5年以内の臨床評価	4	2	3	3	58	4.14
引用数 4位	Rosentritt M, Behr M, van der Zel JM, Feilzer AJ. Approach for valuating the influence of laboratory simulation. Dent Mater 2009；25（3）：348-352. 技工的シミュレーションの影響を評価する試み	6	8	9	4	32	4.57
引用数 5位	Magne P, Knezevic A. Simulated fatigue resistance of composite resin versus porcelain CAD/CAM overlay restorations on endodontically treated molars. Quintessence Int 2009；40（2）：125-133. 臼歯部失活歯に対してシミュレートされたコンポジットレジンとCAD/CAMで製作された長石系陶材による被覆冠の疲労抵抗性	3	3	9	9	30	4.29
引用数 6位	Wittneben JG, Wright RF, Weber HP, Gallucci GO. A systematic review of the clinical performance of CAD/CAM single-tooth restorations. Int J Prosthodont 2009；22（5）：466-471. 単独歯症例における CAD/CAM 修復の臨床効果に関するシステマティックレビュー	5	3	5	7	26	3.71
引用数 7位	Frankenberger R, Reinelt C, Petschelt A, Krämer N. Operator vs. material influence on clinical outcome of bonded ceramic inlays. Dent Mater 2009；25（8）：960-968. セラミックインレーの臨床評価による術者と材料の影響	2	8	6	3	25	3.57

トムソン・ロイターが選んだベスト20論文

引用数	タイトル・和訳	2011年	2012年	2013年	2014年	合計引用数	平均引用数（1年ごと）
8位	Guess PC, Strub JR, Steinhart N, Wolkewitz M, Stappert CF. All-ceramic partial coverage restorations--midterm results of a 5-year prospective clinical splitmouth study. J Dent 2009；37（8）：627-637. オールセラミック部分被覆冠：継続的スプリットマウス研究における5年経過報告	4	5	5	6	24	3.43
9位	Otto T, Schneider D. Long-term clinical results of chairside Cerec CAD/CAM inlays and onlays：a case series. Int J Prosthodont 2008；21（1）：53-59. Cerec CAD/CAM インレーとオンレーの長期臨床成績	2	4	2	6	24	3.00
10位	Schlichting LH, Maia HP, Baratieri LN, Magne P. Novel-design ultra-thin CAD/CAM composite resin and ceramic occlusal veneers for the treatment of severe dental erosion. J Prosthet Dent 2011；105（4）：217-226. 歯の高度摩耗に対する Novel-Design Ultra-Thin CAD/CAM Composite Resin を用いた Ceramic Occlusal Veneers による治療	0	3	4	14	21	4.20
11位	Magne P, Knezevic A. Thickness of CAD-CAM composite resin overlays influences fatigue resistance of endodontically treated premolars. Dent Mater 2009；25(10)：1264-1268. CAD/CAM コンポジットレジン歯冠被覆冠の厚さが根管治療済み失活小臼歯の疲労抵抗性に及ぼす影響	4	4	3	8	19	2.71
12位	Zimmer S, Göhlich O, Rüttermann S, Lang H, Raab WH, Barthel CR. Long-term survival of Cerec restorations：a 10-year study. Oper Dent 2008；33（5）：484-487. セレックシステムにより行われた治療の10年間におよぶ長期経過	1	4	4	5	19	2.38
13位	Bachhav VC, Aras MA. Zirconia-based fixed partial dentures：a clinical review. Quintessence Int 2011；42（2）：173-182. ジルコニアを用いた固定性補綴装置：クリニカルレビュー	1	1	7	8	17	3.40
14位	Harder S, Kern M. Survival and complications of computer aided-designing and computer-aided manufacturing vs. conventionally fabricated implant-supported reconstructions：a systematic review. Clin Oral Implants Res 2009；20 Suppl 4：48-54. コンピュータを用いたデザイン・製作法と通法のインプラントサポート治療の生存率と合併症の比較	2	6	3	1	14	2.00

Survival rate of CAD/CAM material

トムソン・ロイターが選んだベスト**20**論文

	タイトル・和訳	2011年	2012年	2013年	2014年	合計引用数	平均引用数（1年ごと）
引用数 15位	Papaspyridakos P, Lal K. Computer-assisted design/computer-assisted manufacturing zirconia implant fixed complete prostheses：clinical results and technical complications up to 4 years of function. Clin Oral Implants Res 2013；24（6）：659-665. コンピュータを用いてデザイン・製作されたジルコニアインプラント支持による固定性フルマウス補綴装置：最大4年間の臨床結果とテクニカル的合併症	0	0	3	8	11	3.67
引用数 16位	Boeckler AF, Lee H, Stadler A, Setz JM. Prospective observation of CAD/CAM titanium ceramic single crowns：a three-year follow up. J Prosthet Dent 2009；102（5）：290-297. CAD/CAM チタンセラミッククラウンの前向き研究の結果：3年間のフォローアップ	1	2	4	3	11	1.57
引用数 17位	Philipp A, Fischer J, Hämmerle CH, Sailer I. Novel ceria-stabilized tetragonal zirconia/alumina nanocomposite as framework material for posterior fixed dental prostheses：preliminary results of a prospective case series at 1 year of function. Quintessence Int 2010；41（4）：313-319. 臼歯部固定性補綴治療のためのフレームワークマテリアルとしての、新しいセリア安定化正方晶系酸化ジルコニア／アルミナを用いたナノコンポジット：将来を見据えた機能後一年経過時の早期結果	2	1	1	5	9	1.50
引用数 18位	Pozzi A, Sannino G, Barlattani A. Minimally invasive treatment of the atrophic posterior maxilla：a proof-of-concept prospective study with a follow-up of between 36 and 54 months. J Prosthet Dent 2012；108（5）：286-297. 萎縮した上顎臼歯部に対する最小の侵襲による治療：36〜56ヵ月フォローアップによる前向き研究コンセプトの証明	0	0	1	6	7	1.75
引用数 19位	Wrbas KT, Hein N, Schirrmeister JF, Altenburger MJ, Hellwig E. Two-year clinical evaluation of Cerec 3D ceramic inlays inserted by undergraduate dental students. Quintessence Int 2007；38（7）：575-581. 歯科学生により行われたセレック3D セラミックインレー装着の2年間の臨床評価	1	1	1	2	7	0.78
引用数 20位	Magne P, Oderich E, Boff LL, Cardoso AC, Belser UC. Fatigue resistance and failure mode of CAD/CAM composite resin implant abutments restored with type III composite resin and porcelain veneers. Clin Oral Implants Res 2011；22（11）：1275-1281. タイプⅢコンポジットレジンによるCAD/CAM コンポジットレジン、インプラントアバットメント、ポーセレンベニアの疲労耐性と破損形態	0	1	1	3	5	1.00

Immediately loaded CAD-CAM manufactured fixed complete dentures using flapless implant placement procedures : a cohort study of consecutive patients

CAD/CAMを用いて製作したフラップレスインプラント即時荷重による固定性全部床義歯：継続治療患者のコホート研究

Sanna AM, Molly L, van Steenberghe D.

目的：本研究の目的は、すでに何年か全部床義歯を使用している患者に対して、数本のインプラントをフラップレスにて埋入して即時荷重にて固定性全部床義歯とした症例のフォローアップと、喫煙と非喫煙による歯槽骨レベルの評価を行うことである。

方法：すでに5年を限度（平均2.2年）に全部床義歯を良好にフォローアップされている30人を被験者（男性18名、女性12名：38-74歳、平均56歳）とした。また、その中で13人が喫煙者である。そして、個々のインプラントのサバイバルレート（CSR）と5年後までの歯槽骨レベルを評価項目として、2グループ間の比較を行った。

結果：9本のインプラントがロストした（4.9%）。そのうちの8本が3人の喫煙者のものであった。すべての被験者の5年間のサバイバルレートは95%、インプラント総数では91.5%であった。また、喫煙者では81.2%、非喫煙者では98.9%であり、骨レベルにおいても-2.6mm、-1.2mmであり、喫煙者の成績が有意に低い値となった。

結論：本研究結果では、比較的良好な臨床成績を示すことができた。しかしながら、この治療コンセプトにおいて、喫煙は比較的大きい影響があったと言わざるを得ない。

（J Prosthet Dent 2007；97（6）：331-339.）

Statement of problem. Data available regarding the treatment outcome for completely edentulous jaws by means of a prefabricated fixed complete denture placed immediately after flapless implant insertion using a surgical guide are only short term. Purpose. The purpose of this study was to follow the survival of implants inserted in completely edentulous jaws using a flapless procedure and immediately loaded with prefabricated fixed complete dentures for several years. A second purpose was to investigate whether there is a difference in marginal bone remodeling in smoking (S) and nonsmoking (NS) patients. Material and methods. During a 5-year period (mean time of follow-up 2.2 years), 30 consecutive patients, 12 women, 38-74 years of age (average 56 years) were treated for complete edentulism in I arch in the Department of Periodontology at the University Hospitals in Leuven. The S group included 13 and the NS group 17 patients. Descriptive statistics were used to analyze the data. Two outcome parameters were analyzed: the cumulative survival rate (CSR) of individual implants and the marginal bone remodeling for up to 5 years in the 2 groups. Results. Nine (4.9%) implants failed. Eight of the failures occurred in 3 smoking patients. The absolute survival rate for all patients was 95%, while the cumulative survival rate (CSR) after 5 years was 91.5%. For the NS group, the CSR was 98.9%, while for the S it was 81.2%. The mean marginal bone resorption was - 2.6 and - 1.2 mm in the S and NS groups, respectively. Conclusions. The present findings indicate that the treatment protocol described results in good implant survival rate even after several years. Smoking may eventually compromise the efficacy of this treatment concept.

Survival rate of CAD/CAM material

A 10-year prospective evaluation of CAD/CAM-manufactured (Cerec) ceramic inlays cemented with a chemically cured or dual-cured resin composite

化学重合もしくはデュアル重合型コンポジットレジンにより合着された、CAD/CAM(Cerec)にて製作したインレーの10年後の評価

Sjögren G, Molin M, van Dijken JW.

目的：本研究の目的は、CAD/CAM(Cerec)により製作されたⅡ級インレーの10年後のフォローアップである。

方法：CAD/CAMにて製作された66個のⅡ級インレーが27人の患者に装着された。また、すべての患者に、少なくとも1つのインレーに対して合着材に化学重合型コンポジットレジンを使用し、もう1つにデュアル重合型のコンポジットレジンの使用の了解を得た。10年後のリコール時に、25人の患者(93%)および61個のインレー(92%)が対象とされ、モディファイドされたUSPHS Criteriaにて評価された。

結果：54個(89%)のインレーが問題なく十分に機能していた。フォローアップ期間中に7個(11%)のインレーが再製された(インレーの破折、歯質の破折、歯内療法、形成後の疼痛)。また、再製されたインレーはすべてデュアル重合型コンポジットレジンにて合着された。破折したインレーはすべて大臼歯支台であった。10年間のサバイバルレートは89%(デュアル重合型コンポジットレジン：77%、化学重合型コンポジットレジン：100%)であり、合着材料の違いに統計的有意差を認めた。

結論：CAD/CAMにて製作されたⅡ級インレーは高い機能性を示し、10年間の快適な環境を提供した。特に、化学重合型コンポジットレジンにての合着の結果が素晴らしく、使用する合着材料は、セラミックインレーの寿命に影響することが示された。

(Int J Prosthodont 2004；17(2)：241-246.

Purpose: The present follow-up study was carried out to evaluate the performance of Class 11 Cerec inlays after 10 years of clinical service. Materials and Methods: Sixty-six Class 11 CAD/CAM ceramic inlays were placed in 27 patients. Each patient received at least one inlay luted with a dual-cured resin composite and one inlay luted with a chemically cured resin composite. At the 10-year recall, 25 (93%) patients with 61 (92%) inlays were available for evaluation using a slight modification of the USPHS criteria. Results: Fifty-four (89%) of the 61 inlays reevaluated still functioned well at the 10-year recall. During the follow-up period, seven (11%) of the inlays required replacement because of: four inlay fractures, one cusp fracture, endodontic problems in one case, and postoperative symptoms in one case. All the replaced inlays had been luted with the dual-cured resin composite. The fractured inlays were all placed in molars. The estimated survival rate after 10 years was 89%, 77% for the dual-cured resin composite-luted inlays and 100% for the chemically cured resin composite-luted ones. The difference was statistically significant. Conclusion: Patient satisfaction with and acceptance of the Cerec inlays were high, and the performance after 10 years of clinical service was acceptable, especially regarding the inlays luted with the chemically cured resin composite. The properties of the luting agents seem to affect the longevity of the type of ceramic inlays evaluated.

An up to 5-year clinical evaluation of posterior in-ceram CAD/CAM core crowns

臼歯部 In-Ceram CAD/CAM Core Crowns の5年以内の臨床評価

Bindl A, Mörmann WH.

目的：本研究は臼歯部の CAD/CAM にて製作した In-Ceram Almina と In-Ceram Spinell Core Crown の臨床的パフォーマンスを評価することである。

方法：24個の In-Ceram Almina Core Crown（2小臼歯部、22大臼歯部）および19個の In-Ceram Spinell Core Crown（4小臼歯部、15大臼歯部）が21人の患者に製作された。そして、モディファイドされた USPHS にてベースライン時と平均で39週後（SD=±11）にその評価が行われた。クラウンコーピングは Cerec 2 CAD/CAM system にて製作した。

結果：1人の患者で、2個の In-Ceram Almina Core Crown が14および17週後に破折した。Kaplan-Meier サバイバルレートは In-Ceram Almina Core Crown が92％、In-Ceram Spinell Core Crown が100％となった。また、In-Ceram Almina Core Crown では α 値＝80％、β 値＝18％、In-Ceram Spinell Core Crown では α 値＝84％、β 値＝15％ であった。

結論：2つの破折症例を除けば、In-Ceram Almina と In-Ceram Spinell Core Crown 両者の臨床的な質は素晴らしく、積極的に利用可能であることが示された。

（Int J Prosthodont 2002；15（5）：451-456.）

Purpose: This study evaluated the clinical performance of posterior CAD/CAM-generated In-Ceram Alumina and In-Ceram Spinell core crowns. Materials and Methods: Nineteen InCeram Spinell core crowns (four premolars and 15 molars) and 24 In-Ceram Alumina core crowns (two premolars and 22 molars) in 21 patients were examined using modified USPHS criteria at baseline and after a mean service time of 39 +/- 11 months. The crown copings were machined from Vitablocs In-Ceram Alumina and Vitablocs In-Ceram Spinell using the Cerec 2 CAD/CAM system. Results: Two molar In-Ceram Alumina core crowns fractured after respective service times of 14 and 17 months in the same patient. The Kaplan-Meier survival rate regarding fracture of the ceramic was 92% for In-Ceram Alumina and 100% for In-Ceram Spinell. At the followup examination, 80% alpha ratings and 18% beta ratings for In-Ceram Alumina core crowns and 84% alpha ratings and 15% beta ratings for In-Ceram Spinell core crowns were recorded. Conclusion: Despite the two fractures, the clinical quality of CAD/CAM-generated In-Ceram Alumina and In-Ceram Spinell posterior crowns was excellent. Within the limitations of this study, both types of crowns appeared to be feasible.

Survival rate of CAD / CAM material

Approach for valuating the influence of laboratory simulation

技工的シミュレーションの影響を評価する試み

Rosentritt M, Behr M, van der Zel JM, Feilzer AJ.

目的：本研究の目的は、技工シミュレーション後のジルコニアブリッジ（FPDs）の破折耐久性を調べることである。また、シミュレーションとの関係を説明するために破折タイプおよびその比率を臨床データと比較した。
方法：32個のFPDsがジルコニアセラミックコーピングとセラミックベニアにて製作され、ヒトの大臼歯に合着された。サーマルサイクルとメカニカルローディング（TCML 1；3.6 Mio ×50N ML）が行われ、サバイバルレートが調査された。さらに、咬合力を増加させ（TCML 2；3.6 Mio ×100N ML）、サバイバルレートと臨床データの比較を行った。FPDsの破折耐久性はTCMLを耐えたことにより評価した。データはMann-Whitney U-testにて統計分析を行い、サバイバルレートには相関分析が行われた。
結果：TCMLはサバイバルレートを63%にまで低下させた。TCML中の破折はチッピングであり、ジルコニアフレームには影響なかった。臨床的な環境下でのチッピングはその報告があり、臨床的なサバイバルレートは10%程度で、TCMLのデータに比較して非常に低い。これは、臨床データと比較すれば、実験時間の短さに起因するものと思われる。TCMLによる破折耐久性は、コントロール1,058Nに対して、320～533Nへと有意に低下傾向を示した。
結論：TCMLによるシミュレーション時間をより延長することにより、サバイバルレートをより適切に説明することのできる実験モデルを構築できる可能性が示された。

（Dent Mater 2009；25（3）：348-352.）

Objective. The aim of this investigation was to determine the fracture resistance of zirconia fixed partial dentures (FPDs) after laboratory simulation. Failure type and failure rates during simulation were compared to available clinical data for estimating the relevance of the simulation. Methods. 32 FPDs were fabricated of a zirconia ceramic and a corresponding ceramic veneer. The FPDs were adhesively bonded on human molars and artificial aging was performed for investigating the survival rate during thermal cycling and mechanical loading (TCML1; 3.6 Mio x 50 N ML). Survival rates were compared to available clinical data and the TCML parameter "mastication force" was adapted accordingly for a second TCML run (TCML2; 3.6 Mio x 100 N ML). The fracture resistance of the FPDs which survived TCML was determined. FPDs were examined without TCML (control) or after TCML according to literature (1.2 Mio x 50 N ML). Data were statistically analyzed (Mann-Whitney U-test) and curve fitting/regression analysis of the survival rates was performed. Results. TCML reduced survival rates down to 63%. Failures during TCML were chipping off of the veneering ceramic, no zirconia framework was damaged. Under clinical conditions comparable failures (chipping) are reported. The clinical survival rate (similar to 10%) is lower compared to TCML data because of the short period of observation. The fracture resistance after TCML was significantly reduced from 1058 N (control) to values between 320 and 533 N. Conclusion. The results indicate that TCML with 1.2 Mio x 50 N provides a sufficient explanatory power. TCML with prolonged simulation time may allow the definition of a mathematical model for estimating future survival rates.

セラミックインレーの臨床評価による術者と材料の影響

目的： 本研究の目的は、2人の専門歯科医師により行われた Cergogold glass ceramic inlay 合着のためのセメント Definite Multibond と Definite ormocer resin composite の安定性を評価することである。

方法： 39人の患者を対象に98個の Cergogold glass ceramic inlay が少なくとも、各1種類は Definite Multibond/ Definite（n=45）と Syntac/ Variolink Ultra（n=53）になるように、同側にならないようなデザインにて合着された。また、2名の歯科医師（Operator A、B）が各38、60個のインレーの治療を行った。治療後2ヵ月をベースラインとし、6、14、27、51ヵ月後の検診日にモディファイドされた USPHS criteria にて調査を行った。

結果： 4年後にドロップアウトが3％。48ヵ月後に21個の再治療がなされた。その内訳はインレーの破折（n=11）、歯の破折（n=4）、知覚過敏もしくはマージンのギャップ（n=3）であり、使用されたセメントは Definite Multibond/ Definite（n=9）と Syntac/ Variolink Ultra（n=12）、術者は A（n=2）、B（n=19）であった。77個のインレーは良好な経過でありサバイバルレートは89.9％、サバイバルタイムの中央値は4.2年であった（Kaplan-Meier Analysis）。4年後でのサバイバルレートは術者 A=97.4％、術者 B=75.4％ となり、統計的に有意差を認めた。1年間の失敗率は術者 A=0.6％、術者 B=0.64％ であった。術者および合着材料に関する USPHS criteria 評価は、時間経過の影響が、色調、マージン部適合、歯、インレー、感覚、知覚過敏、エックス線検査の項目で有意差を認め（Friedman test；$p<0.05$）、また、術者間の違いは、マージン部適合、歯、インレーの項目に有意差を認めた（Mann-Whitney test；$p<0.05$）。

結論： セラミックインレー合着のためのセメントの影響は小さく、術者による臨床能力の影響が明らかとなった。

（Frankenberger R, et al. Dent Mater 2009；25（8）：960-968.）

オールセラミック部分被覆冠：継続的スプリットマウス研究における5年経過報告

目的： 本研究の目的は、大臼歯に行ったオールセラミック部分被覆冠（PCRs）による長期経過とサバイバルレートについての、継続的なスプリットマウスデザインによる臨床研究の5年中間解析である。

方法： 25人の患者の80の生活大臼歯に対して、All-Ceramic PCRs（40 IPS e.max Press[IP] および 40 ProCAD[PC]）にて治療を行った。IP-PCRs はロストワックス法、PC-PCRs は Cerec 3 CAD/CAM にて製作した。すべての PCRs は光重合型接着性レジンセメントにて合着された。臨床評価はモディファイドされた USPHS を用いて行い、PCRs 装着時をベースラインに、13、25、36ヵ月後に調査を行った。また、失敗症例は Kaplan-Meier Survival Rate により評価した。

結果： 3年経過までのサバイバルレートは IP-PCRs が100％、PC-PCRs が97％ で1つの破折であった。二次う蝕、根尖性歯周炎等のトラブルはなかった。治療時間の延長はマージン部適合性の低下と変色の結果をもたらした。双方の PCR ともに有意（$p<0.0001$）にカラーマッチングの劣化と表面の粗造を招いた。IP-PCRs はよりその傾向が高く、PC-PCRs に優位性を認めた（$p=0.0012$）。

結論： 臼歯部の比較的大きな歯質の欠損に対する CAD/CAM によるオールセラミック修復の有意性を示すことができた。しかしながら、部分被覆冠による治療において、レジンセメントのマージン部、およびセラミック材料自体の劣化は、長期パフォーマンスの発揮に対する影響因子である。

（Guess PC, et al. J Dent 2009；37（8）：627-637.）

Survival rate of CAD/CAM material

Cerec CAD/CAM インレーとオンレーの長期臨床成績

目的：本フォローアップ研究の目的は Cerec CAD/CAM インレーとオンレーのパフォーマンスを試験することである。すべての治療は 1 人の歯科医師にて行われ、15年以上の機能期間を設定した。

方法：1989～1991年前半に200の Cerec インレーとオンレーの治療が、著者らのうちの 1 人により行われた。そのうち187個が15年以上の期間良好に機能した。すべてのインレーとオンレーは Cerec 1 method にて製作され、コンポジットレジンセメントにて合着された。最長で17年のフォローアップ期間を経てモディファイドされた USPHS によって評価された。

結果：Kaplan-Meier test によりサクセスレートが評価され、17年後に88.7% であった。トータルで21(11%)の失敗が17人の患者に観察された。この内訳は、咬耗によるセラミックスの破折(62%)、歯の破折(14%)であり、その他う蝕が19%、エンドドンティックな問題が 5 %であった。また、小臼歯では大臼歯に比較して失敗のリスクは低い値を示した。

結論：本研究結果より、Cerec により製作されたインレーとオンレーは、最長17年後のサバイバルレートにて88.7% となり、Vita Mk I feldspathic ceramic は良好な臨床結果をもたらした。

(Otto T, et al. Int J Prosthodont 2008；21(1)：53-59.)

歯の高度摩耗に対する Novel-Design Ultra-Thin CAD/CAM Composite Resin を用いた Ceramic Occlusal Veneers による治療

目的：本研究の目的は、Ultra-Thin Occlusal Veneers の疲労耐久性について、CAD/CAM 材料としてのセラミックスとコンポジットレジンを比較検討することである。

方法：40本の抜去臼歯の咬合面をノンリテンション状にフラットに形成し、象牙質を露出させ、即 Optibond FL にてシーリングを行った。すべての歯に厚さ0.6mm のオクルーザルベニアを CAD/CAM(Cerec 3 chairside)にて製作した。実験用のセラミックスには Empress CAD と e.max CAD、コンポジットレジンには Paradigm MZ100 と XR のブロックを用いた(n=10)。ポーセレン接着面にはエッチングとシラン処理、コンポジットレジン接着面にはブラスト処理後シラン処理を行った。歯面にはブラストとエッチングが行われた。接着性セメント Filtek Z100にて合着後、5 Hz、200N (x5,000 cycle)から、400、600、800、1,000、1,200、1,400N の負荷を最大300,000 Cycle 行った。負荷後、初めに破折した時点での Cycle 数を記録し、また、壊滅的な破壊が起こるまで最大で185,000 Cycle の負荷をかけた。グループ間の比較には生存分析(Bonferroni-metods α=0.008)を用いた。

結果：Empress CAD と e.max CAD の初期破折は平均で800N であり、185,000 Cycle の負荷時に残存している試料は皆無であった(Survival：0 %)。また、Paradigm MZ100 と XR のサバイバルレートはそれぞれ、60% と100% であった。

結論：コンポジットレジン(Paradigm MZ100 と XR)にて製作したオクルーザルベニアはセラミックス(Empress CAD と e.max CAD)に比較して優位な疲労耐久性を示した($p<0.001$)。

(Schlichting LH, et al. J Prosthet Dent 2011；105(4)：217-226.)

補綴・デジタルデンティストリーのための重要キーワード10

⑧ Full-contour
CAD/CAM フルクラウン

CAD/CAMによって製作されるフルカントゥアクラウンには、製作方法と用いられる材料によって大別される。製作方法にはチェアサイドでデジタルオーラルスキャナーによる印象採得・デザイン・製作を行う院内完結型と、オーラルスキャナーあるいは従来法による印象採得後、ラボサイドでデザイン・製作を行う間接法がある。一方で、用いられる材料には、削り出しのニケイ酸リチウムやハイブリッドレジン、ジルコニアフレームにポーセレンをレイヤリングしたY-TZP、フルジルコニアクラウンなどがある。

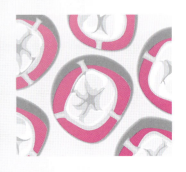

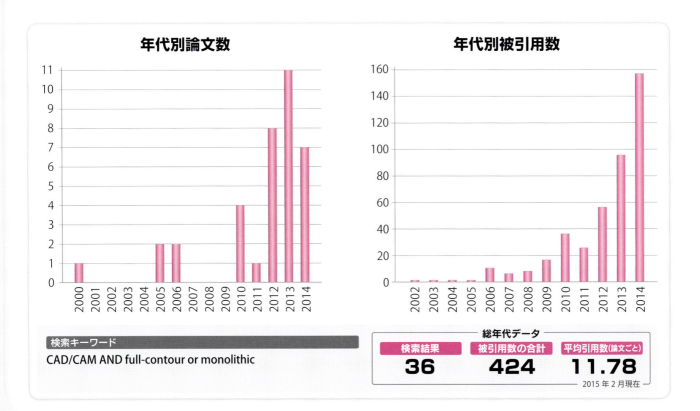

検索キーワード
CAD/CAM AND full-contour or monolithic

総年代データ
- 検索結果: 36
- 被引用数の合計: 424
- 平均引用数(論文ごと): 11.78

2015年2月現在

トムソン・ロイターが選んだベスト**20**論文

引用数	タイトル・和訳	2011年	2012年	2013年	2014年	合計引用数	平均引用数（1年ごと）
1位	Bindl A, Richter B, Mörmann WH. Survival of ceramic computer-aided design/manufacturing crowns bonded to preparations with reduced macroretention geometry. Int J Prosthodont 2005；18（3）：219-224. マクロ維持構造を減少させた処理により接着したCAD/CAMクラウンの生存	1	6	11	6	59	5.36
2位	Guess PC, Zavanelli RA, Silva NR, Bonfante EA, Coelho PG, Thompson VP. Monolithic CAD/CAM Lithium Disilicate Versus Veneered Y-TZP Crowns：comparison of failure modes and reliability after fatigue. Int J Prosthodont 2010；23（5）：434-442 ニケイ酸リチウムモノリシック（一体構造型）CAD/CAMセラミッククラウンとY－TZP（レイヤリングジルコニアオールセラミック）クラウン：失敗様式と疲労後の信頼性の比較	7	13	14	22	56	9.33
3位	Bindl A, Lüthy H, Mörmann WH. Strength and fracture pattern of monolithic CAD/CAM-generated posterior crowns. Dent Mater 2006；22（1）：29-36. 臼歯部におけるモノリシック（一体構造型）CAD/CAMクラウンの強度と破折パターン	1	10	11	7	50	5.00
4位	Giordano R. Materials for chairside CAD/CAM-produced restorations. J Am Dent Assoc 2006；137：14S-21S. チェアサイド型CAD/CAM修復物の材料	4	5	9	11	46	4.60
5位	Chaiyabutr Y, Kois JC, Lebeau D, Nunokawa G. Effect of abutment tooth color, cement color, and ceramic thickness on the resulting optical color of a CAD/CAM glass-ceramic lithium disilicate-reinforced crown. J Prosthet Dent 2011；105（2）：83-90. 支台歯の色、セメントの色、セラミックの厚みがニケイ酸リチウム強化型モノリシック（一体構造型）CAD/CAMグラスセラミッククラウンの視覚的色彩に与える影響	1	7	6	12	26	5.20
6位	Guess PC, Zhang, Y, Kim JW, Rekow ED. Thompson, VP. Damage and Reliability of Y-TZP after cementation surface treatment. J Dent Res 2010；89（6）：592-596. 表面処理セメンテーション後のY-TZP（レイヤリングジルコニアオールセラミック）の破壊と信頼性	6	4	5	11	26	4.33
7位	Fasbinder DJ, Dennison JB, Heys D, Neiva G. A clinical evaluation of chairside lithium disilicate CAD/CAM crowns A two-year report. J Am Dent Assoc 2010；141：10s-14s. チェアサイド作製型ニケイ酸リチウムCAD/CAMクラウンの臨床評価（2年間における症例報告）	4	3	9	6	24	4.00

補綴・デジタルデンティストリーのための重要キーワード10（関連性の高い論文和訳）

トムソン・ロイターが選んだベスト**20**論文

	タイトル・和訳	2011年	2012年	2013年	2014年	合計引用数	平均引用数（1年ごと）
引用数 8位	Beuer F, Stimmelmayr M, Gueth, JF, Edelhoff D, Naumann M. In vitro performance of full-contour zirconia single crowns. Dent Mater 2012；28（4）：449-456. In vitroにおけるフルカントゥアジルコニアシングルクラウンの成績	0	1	6	11	18	4.50
引用数 9位	Morris CL, Barber RF, Day R. Orofacial prosthesis design and fabrication using stereolithography. Aust Dent J 2000；45（4）：250-253. 光造形法による顎顔面補綴の設計および製作	1	1	1	1	15	0.94
引用数 10位	May LG, Kelly JR, Bottino, MA, Hill T. Effects of cement thickness and bonding on the failure loads of CAD/CAM ceramic crowns：multi-physics FEA modeling and monotonic testing. Dent Mater 2012；28（8）：E 99- E 109. CAD/CAMセラミッククラウンの破折荷重におけるセメントの厚みと接着の影響：FEA（有限要素）モデリング	0	0	5	5	10	2.50
引用数 11位	Lin WS, Ercoli C, Feng C, Morton D. The effect of core material, veneering porcelain, and fabrication technique on the biaxial flexural strength and weibull analysis of selected dental ceramics. J Prosthodont 2012；21（5）：353-362. 歯科用セラミックスの両軸破断強度とWeibull分析におけるフレーム材料とベニアリングポーセレンと製作方法の影響	0	1	5	4	10	2.50
引用数 12位	Herrguth M, Wichmann M, Reich S. The aesthetics of all-ceramic veneered and monolithic CAD/CAM crowns. J Oral Rehabil 2005；32(10)：747-752. ベニアリングおよびモノリシック（一体型）CAD/CAMクラウンの審美性	0	1	2	2	10	0.91
引用数 13位	Silva NR, Bonfante EA, Martins LM, Valverde GB, Thompson VP, Ferencz JL, CoelhoPG. Reliability of reduced-thickness and thinly veneered Lithium disilicate crowns. J Dent Res 2012；91（3）：305-310. 薄くベニアリングしたニケイ酸リチウムクラウンの信頼性	0	2	2	5	9	2.25
引用数 14位	Kassem AS, Atta O, El-Mowafy, O. Fatigue resistance and microleakage of CAD/CAM ceramic and composite molar crowns. J Prosthodont 2012；21（1）：28-32. 臼歯におけるCAD/CAMセラミッククラウンとコンポジットクラウンの疲労抵抗性および微小漏洩	0	0	2	7	9	2.25

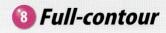

トムソン・ロイターが選んだベスト20論文

	タイトル・和訳	2011年	2012年	2013年	2014年	合計引用数	平均引用数（1年ごと）
引用数 15位	Miyazaki T, Nakamura T, Matsumura H, Ban S Kobayashi T. Current status of zirconia restoration. J Prosthodont Res 2013 ; 57(4) : 236-261. ジルコニア修復の現状	0	0	0	7	7	2.33
引用数 16位	Preis V, Weiser F, Handel G, Rosentritt M. Wear performance of monolithic dental ceramics with different surface treatments. Quintessence Int 2013 ; 44(5) : 393-405. 異なる表面処理を施したモノリシック（一体型）歯科用セラミックの磨耗性	0	0	0	6	6	2.00
引用数 17位	Reich S, Schierz O. Chair-side generated posterior lithium disilicate crowns after 4years. Clin Oral Investig 2013 ; 17(7) : 1765-1772. 臼歯におけるチェアサイド型ニケイ酸リチウムクラウンの4年予後	0	0	1	4	5	1.67
引用数 18位	Pogoncheff CM, Duff RE. Use of zirconia collar to prevent interproximal porcelain fracture : a clinical report. J Prosthet Dent 2010 ; 104(2) : 77-79. 隣接面のポーセレン破折を防止するためのジルコニアカラーの適用	2	0	2	1	5	0.83
引用数 19位	Ma L, Guess PC, Zhang Y. Load-bearing properties of minimal-invasive monolithic lithium disilicate and zirconia occlusal onlays : finite element and theoretical analyses. Dent Mater 2013 ; 29(7) : 742-751. 低侵襲モノリシックニケイ酸リチウムとジルコニアによる咬合面アンレーの荷重抵抗性：有限要素分析	0	0	1	3	4	1.33
引用数 20位	Fasbinder DJ. Computerized technology for restorative dentistry. Am J Dent 2013 ; 26(3) : 115-120. 歯科修復学におけるコンピュータテクノロジー	0	0	1	3	4	1.33

Survival of ceramic computer-aided design/manufacturing crowns bonded to preparations with reduced macroretention geometry

マクロ維持構造を減少させた処理により接着した CAD/CAM クラウンの生存

Bindl A, Richter B, Mörmann WH.

目的：接着セメントはクラウンのマクロ維持処置の必要性を減らす。本研究は、接着はマクロ維持処理構造を補償するという仮定のもと、マクロ維持構造を減少させた処理で接着されたモノリシック CAD/CAM セラミッククラウンの生存と臨床的評価を調査することである。

材料と方法：208の長石系セラミックブロックから作製された臼歯部 CAD/CAM クラウンを136人の患者に口腔内に、3つの前処置法に分けて接着した。内訳は classic（100% フェルールあり，n=70）、reduced（減少されたまたは不規則なフェルール, n=52）、endo（フェルールはないが歯髄腔への維持はあり、n=86）であった。ベースライン時と15〜55ヵ月後に改変型 USPHS 基準でクラウンの評価を行った。クラウン周囲のプラークや歯肉からの出血も評価した。

結果：小臼歯および大臼歯クラウンにおける累積生存率は、それぞれ、classic=97.0％／94.6％；reduced=92.9％／92.1％；endo=68.8％／87.1％, であり、大臼歯においては3つのグループ間において、また小臼歯においては classic と reduced において仮説が実証された。小臼歯クラウンにおいては classic と endo の間に有意差がみられ、小臼歯においては endo 処置が行われた場合は、仮説は成立しなかった。プラークや出血のスコアはコントロール群と比較し、クラウン群において有意に低い値を示した。

結論：calssic および reduced のクラウン群における生存率は、小臼歯および大臼歯では十分な値であった。エンド処置された場合、大臼歯では許容できるが、小臼歯では不十分な結果となった。

（Int J Prosthodont 2005；18（3）：219-224.）

Purpose: Adhesive cementation reduces the need for macroretentive preparation for crowns. This study investigated the survival and clinical rating of monolithic computer-aided design/manufacturing (CAD/CAM) ceramic crowns bonded to preparations with reduced macroretention, hypothesizing that adhesion would compensate for reduced retention geometry.
Materials and Methods: Two-hundred eight posterior CAD/CAM-generated crowns from feldspar block ceramic were adhesively bonded in 136 patients in three preparation groups:classic (100% stump height, n = 70); reduced (reduced stump height or irregular stump, n = 52); and endo (absent stump butpulp chamber retention cavity, n = 86). Crowns were examined at baseline and after 55 15 months using modified USPHS criteria. Plaque and bleeding of gingiva around the crowns wereassessed.
Results: Cumulative Kaplan-Meier survival of crownson premolars/molars was: classic = 97.0%/94.6%; reduced = 92.9%/92.1%; and endo = 68.8%/87.1%, confirming thehypothesis for classic, reduced, and endo molars as well as for classic and reduced premolars. A significant difference was found between classic and endo premolar crowns, rejecting the hypothesis for endo preparation on premolars. Plaque and bleeding indices were significantly lower for crowned teeth than for controls.
Conclusion: The survival of classic and reduced crowns was rated adequate for premolars and molars. Endo preparation appeared acceptable for molar crowns but inadequate for premolar crowns.

Monolithic CAD/CAM Lithium Disilicate Versus Veneered Y-TZP Crowns: comparison of failure modes and reliability after fatigue

二ケイ酸リチウムモノリシック（一体構造型）CAD/CAM セラミッククラウンと Y-TZP（レイヤリングジルコニアオールセラミック）クラウン：失敗様式と疲労後の信頼性の比較

Guess PC, Zavanelli RA, Silva NR, Bonfante EA, Coelho PG, Thompson VP.

目的： 本研究の目的は二ケイ酸リチウムモノリシック（一体構造型）CAD/CAM セラミッククラウンと Y-TZP（レイヤリングジルコニアオールセラミック）クラウンの疲労動態の信頼性を評価することである。
材料と方法： CAD ベースで下顎臼歯部に形成を施し、光造形で作製したものをマスター歯型とした。完全な解剖学的形態の二ケイ酸リチウムモノリシッククラウン（IPS e.max CAD, n=19）とレイヤリングジルコニアオールセラミック（IPS e.max ZirCAD/Ceram, n= 21）が CAD/CAM システムを用いてデザイン・加工された。3つの異なる応力ステップモーション疲労試験を用いて WC インデンター（r=3.18mm）が遠心頬側咬頭の0.7mm 口蓋側にスライドし、最終的に破壊が起こるまで口腔内と同環境にて疲労試験を行った。破壊とは大きなチッピングまたはクラウンを通した破折とした。もし、高い荷重（900N 以上）でも破壊が起きなかった場合、試験方法を staircase r ratio fatigue に変更した。応力分布確率曲線と信頼性を算出した。
結果： レイヤリングジルコニアオールセラミックは10万サイクルと200N の荷重下において、ベニアチッピングと0.01以下の信頼性（0.03～0.00, 90% 両側信頼区間）を示した。完全な解剖学的形態の二ケイ酸リチウムモノリシッククラウンは応力ステップモーション疲労試験（180,000 cycles, 900 N）では破壊はみられなかった。CAD/CAM 二ケイ酸リチウムクラウンは r ratio fatigue でも破壊はみられなかった（1,000,000 cycles, 100 to 1,000 N）。二ケイ酸リチウムクラウンの衝撃および大きな破折の範囲は1,100N から1,200N と考えられる。
結論： 本疲労試験の結果より、モノリシックで完全に解剖学的形態を付与した CAD/CAM 二ケイ酸リチウムクラウンの応用は、疲労抵抗のあるクラウンであることが示されたが、レイヤリングジルコニアオールセラミックは口腔内類似環境における繰り返し荷重において、早期ベニアチッピングを起こしやすいことが明らかとなった。

（Int J Prosthodont 2010；23（5）：434-442.）

Purpose: The aim of this research was to evaluate the fatigue behavior and reliability of monolithic computer-aided design/computer-assisted manufacture (CAD/CAM) lithium disilicate and hand-layer-veneered zirconia all-ceramic crowns.
Materials and Methods: A CAD-based mandibular molar crown preparation, fabricated using rapid prototyping, served as the master die. Fully anatomically shaped monolithic lithium disilicate crowns (IPS e.max CAD, n = 19) and hand-layerveneered zirconia-based crowns (IPS e.max ZirCAD/Ceram, n= 21) were designed and milled using a CAD/CAM system. Crowns were cemented on aged dentinlike composite dies with resin cement. Crowns were exposed to mouth-motion fatigue by sliding a WC-indenter (r = 3.18 mm) 0.7 mm lingually down the distobuccal cusp using three different step-stress profiles until failure occurred. Failure was designated as a large chip or fracture through the crown. If no failures occurred at high loads(> 900 N), the test method was changed to staircase r ratio fatigue. Stress level probability curves and reliability were calculated.
Results: Hand-layer-veneered zirconia crowns revealed veneer chipping and had a reliability of < 0.01 (0.03 to0.00, two-sided 90% confidence bounds) for a mission of 100,000 cycles and a 200-N load. None of the fully anatomically shaped CAD/CAM-fabricated monolithic lithium disilicate crowns failed during step-stress mouth-motion fatigue (180,000 cycles, 900 N). CAD/CAM lithium disilicate crowns also survived r ratio fatigue (1,000,000 cycles, 100 to 1,000 N).There appears to be a threshold for damage/bulk fracture forthe lithium disilicate ceramic in the range of 1,100 to 1,200 N.
Conclusion: Based on present fatigue findings, the application of CAD/CAM lithium disilicate ceramic in a monolithic/fully anatomical configuration resulted in fatigue-resistant crowns,whereas hand-layer-veneered zirconia crowns revealed a highsusceptibility to mouth-motion cyclic loading with early veneer failures.

Strength and fracture pattern of monolithic CAD/CAM-generated posterior crowns

臼歯部におけるモノリシック（一体構造型）CAD/CAM クラウンの強度と破折パターン

Bindl A, Lüthy H, Mörmann WH.

目的：本研究は、二ケイ酸リチウムクラウンに用いたリン酸亜鉛セメントが接着性セメントと同様の破折強度を示すという仮説のもと、臼歯部におけるモノリシック CAD/CAM クラウンの強度と破折パターンを評価した。

方法：均一な咬合面を有するものと側壁に1.5mm の厚みを有する 2 種類の臼歯部モノリシッククラウンを、CEREC 3 を用いて 3 つの異なるブロックから作製した。（1）二ケイ酸リチウム、（2）リューサイトガラス、（3）長石系セラミックである。それぞれのセラミッククラウン(n=15)はレジンベースのコンポジット型に(A)リン酸亜鉛セメントと(B)接着性セメントに接着させ、破折するまで荷重を与えた。荷重データは ANOVA および Scheffe Test を用いて分析を行った。破折が開始した時点で追加した 3 つのサンプルのセラミックの評価において、クラックパターンの評価を行った。

結果：放射線状のクラックは早期にセメントの界面のみにおいて始まり、最終的に錘状のクラックが荷重側で観察された。リン酸亜鉛セメントで接着されたクラウンの平均荷重値は以下の通りであり、すべて有意差が認められた。最初／最後(SD)
（1）807（91）N/2082（192）N；
（2）915（193）N/1130（166）N；
（3）985（199）N/1270（301）N；
一方、接着性セメントで接着されたクラウンではより高く、
（1）1456（205）N/2389（84）N；
（2）1684（395）N/2469（171）N；
（3）1548（304）N/2392（75）N；
であり、著者らの仮定（セメントによる破折強度の差異はない）は否定された。A-1（リン酸亜鉛セメント＋二ケイ酸リチウム）クラウンは A-2（リン酸亜鉛セメント＋リューサイト系セラミックス）、A-3 クラウン（リン酸亜鉛セメント＋長石系セラミックス）よりも有意に高い破折荷重（P<0.001）を示した。A-1 クラウンの破折荷重データは、顕著な有意差があっても、B-1 クラウンには近いが及ばなかった。

意義：接着性セメントは脆弱なセラミックスの強度を強化セラミックスの強度と同等にし、リューサイト系および長石系のセラミッククラウンには接着性セメントの使用が推奨される。リン酸亜鉛セメントは二ケイ酸リチウムクラウンに適していると考えられる。

（Dent Mater 2006；22（1）：29-36.）

Objectives.: This study evaluated the strength and fracture pattern of monolithic posterior CAD/CAM crowns hypothesizing that zinc-phosphate cemented lithium disilicate crowns might show the same fracture strength as adhesivelycemented crowns.

Methods: Two sets of monolithic posterior crowns each with uniform occlusal and lateral wall thickness of 1.5 mm were fabricated from three types of block ceramic (1) lithium disilicate glass, (2) leucite glass and (3) feldspathic ceramic using CEREC 3 CAD/CAM. Crowns (n = 15) of ceramics (1), (2) and (3) each were (A) zinc-phosphate cemented, (B) adhesively cemented on resin-based composite dies and loaded until fracture. Load data was analyzed using ANOVA and Scheffe tests. Crack pattern was evaluated on an additional three sample cross-sections for each group at start of fracture.

Results: Radial cracks originated early at the cementation interfaces and cone cracks were observed finally at the Loading sites. Mean Load values (SD) of A-crowns at fracture start/end (1) 807 (91) N/2082 (192) N; (2) 915 (193) N/1130(166) N; (3) 985 (199) N/1270 (301) N were all significantly (P <0.001) Lower when compared to their B-crown analogs (1) 1456 (205) N/2389 (84) N; (2) 1684 (395) N/2469 (171) N; (3) 1548 (304) N/2392 (75) N, rejecting the authors hypothesis. A-1 crowns had significantly (P < 0.001) higher fracture load thanA-2 and A-3 crowns. The A-1 crown fracture load data, even if significantly (P < 0.001) tower, came close to the B-1 values. Significance. Adhesive cementation balanced the strength of weak ceramics with that of strong ceramic and recommended itself for leucite glass ceramic and feldspathic ceramic crowns.Zinc-phosphate cementation appeared feasible for lithium disilicate crowns.

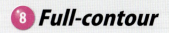

Materials for chairside CAD/CAM-produced restorations

チェアサイド型 CAD/CAM 修復物の材料

Giordano R.

背景と概要：CAD/CAM の利用は近年の歯科用修復器具の付加的なオプションであり、このコンセプトは35年以上も前に提案された。CEREC（Sirona Dental Systems GmbH, Bensheim, Germany）は最初でかつ、唯一のチェアサイド型システムであり、これまで20年以上も歯科医院で使用されてきた。最初のコンセプトは3つの信条からなり、審美的セラミック修復、単回の来院、そして最小限の歯質削除（クラウンのかわりにインレーやアンレー）であった。著者は、CAD/CAM によって作製された修復物に用いられた材料についてレビューを行った。チェアサイドで作製されたフルカントゥアの修復物の構造、組成、そして臨床的成功について、ラボサイドで用いられる強化型オールセラミックスと同様に示す。

結果：CAD/CAM 修復物は CAD/CAM システムの進歩とマテリアルの改良のコンビネーションによって臨床的に成功を収めてきた。チェアサイドで製作されるフルカントゥアのセラミック修復物は歯質を強化する可能性を有し、良好な長期的な臨床成功を収めている。削り出による修復物は臼歯および前歯における複数歯ブリッジのオールセラミック修復に使用することができる。

臨床的示唆：CAD/CAM 材料の構造、組成、臨床的結果を評価することは日常の歯科臨床におけるそれらの利用をサポートする。

（J Am Dent Assoc 2006；137：14S-21S.）

Background and Overview.:Although the use of computer-aided design/computer-aided manufacturing (CAD/CAM) seems to be a recent addition to the dental restorative armamentarium,this concept was first investigated more than 35 years ago.CEREC (Sirona Dental Systems GmbH, Bensheim, Germany) was the first and is the only available chairside system, and it has more than 20 years of use in the dental office. The initial concept had three tenets: esthetic ceramic reconstruction, asingle patient visit and minimal tooth reduction (inlays and onlays instead of crowns). The author reviews the materials used for CAD/CAM-fabricated restorations. The structure, properties and clinical success of the materials for full-contour chairside restorations, as well as laboratory-based highstrength all-ceramic restorations are presented.

Results.:CAD/CAM restorations have demonstrated clinical success owing to a combination of improvements in materials with advances in CAD/CAM systems. Full-contour ceramic restorations fabricated chair-side may reinforce the tooth, providing good long-term clinical success. High-strength milled restorations allow for the use of all ceramic restorations for multiple-unit posterior and anterior bridges.

Clinical Implications. Examination of the structure, properties and clinical results of CAD/CAM materials supports their use routine dental pracitce.

支台歯の色、セメントの色、セラミックの厚みがニケイ酸リチウム強化型モノリシック（一体構造型）CAD/CAM グラスセラミッククラウンの視覚的色彩に与える影響

問題提起： 治療後の褐色の支台歯が透明性のあるエナメル様セラミック材料で修復された場合に、セラミック修復に審美的にネガティブな影響を与える可能性がある。

目的： 本研究の目的は、支台歯の色、セメントの色、セラミックの厚みがニケイ酸リチウム強化型モノリシック（一体構造型）CAD/CAM グラスセラミッククラウンの視覚的色彩に与える累積的影響を評価することである。

材料と方法： ニケイ酸リチウム強化型モノリシック（一体構造型）CAD/CAM グラスセラミッククラウン（IPS e.max LS）を製作した。Vitro にて 3 つの可能性のあるクラウン修復の変数について試験を行った。すなわち、4 つの処置済みの支台歯色（light, medium light, medium dark, dark）、2 つのセメント色（Variolink II の translucent と opaque）、4 つのセラミックの厚み（1.0 mm, 1.5 mm, 2.0 mm, 2.5 mm）である。それぞれの色の組み合わせで分光測光器を用いて測定し、色の違い（ΔE）の平均値を計算した。データは 3-way ANOVA（支台歯色、セラミックの厚み、介在するセメント）と Turkey's HSD テスト（$α=.05$）を用いて分析を行い、各セラミックの厚みにおいて ΔE にどのような影響を与えるか、支台歯色のグループ内で評価を行った。

結果： ニケイ酸リチウム強化型モノリシック（一体構造型）CAD/CAM グラスセラミッククラウンの ΔE 値は、支台歯（$P<.001$）、セメント色（$P<.001$）、セラミックの厚み（$P<.001$）に、有意に影響を受けた。また有意な相互作用もこれら 3 つの変数間でみられた（$P<.001$）。ダークカラーの支台歯はほかの変数と比較し、最も大きな ΔE 値を示した。セラミックの厚みの増加にともない、ΔE 値の有意な減少がみられた（$P<.01$）。クラウンをオペークセメントで接着した際、ΔE 値はわずかに減少した。

結論： 本研究は支台歯色、セメント色、セラミックの厚みすべてが、ニケイ酸リチウム強化型モノリシック（一体構造型）CAD/CAM グラスセラミッククラウンの視覚的な色彩に影響を与えた。

（Chaiyabutr Y, et al. J Prosthet Dent 2011；105（2）：83-90.）

表面処理セメンテーション後の Y-TZP（レイヤリングジルコニアオールセラミック）の破壊と信頼性

　ジルコニアをベースとした修復物は補綴歯科学において広く用いられているが、焼結後のセメント表面処理の感受性については、まだ議論の余地がある。本研究では、摩耗（600-grit）とアルミナ研磨（50mu m, 5 秒, 0.5MPa）がジルコニアコア材料の破折様式と信頼性に影響を与えるという仮説を立てた。モノリシック（一体構造型）から CAD/CAM 加工したのちに焼結した Y-TZP プレート（厚さ0.5mm）に象牙質様コンポジット基板に接着セメントにて接着した。単軸口腔運動周期接触による荷重を、タングステンカーバイド球面インデンターを用い与えた。

　結果、摩耗やアルミナ研磨はジルコニアコアセラミックスの下面に放射性破折を起こしやすく、一方で処理を施さないコントロールのジルコニアでは、荷重をかけた表面から大部分がコーン状破折を起こした。処理を施さないジルコニアと比較し、摩耗あるいはアルミナ研磨を施したグループは有意に低い信頼性を示し、セメント表面に損傷を与えやすいことが示された。ジルコニアフレームワーク材料への接着前の表面処理プロトコルに関する臨床的妥当性が示された。

（Guess PC, et al. J Dent Res 2010；89（6）：592-596.）

チェアサイド作製型ニケイ酸リチウムCAD/CAMクラウンの臨床評価（2年間における症例報告）

背景：セラミック材料学の進歩は、現代のセラミックスの物性の向上に注がれ、オールセラミック修復の臨床応用の急激な増加に寄与した。本研究では、ニケイ酸リチウムオールセラミッククラウン（IPS e.max CAD, Ivoclar Vivadent, Amherst, N.Y.）の臨床成績について評価を行った。

方法：62のチェアサイド作製型（CEREC 3, Sirona Dental Systems, Charlotte, N.C.）ニケイ酸リチウムCAD/CAMクラウンを作製し、2種類の接着性レジンセメントにて装着した。二人の試験者が改良型U.S.Public Health Serviceの基準を用いて、装着時、6ヵ月、1、2年後に評価を行った。

結果：臨床的にクラウンの破折や表面のチッピングは認められなかった。両セメントにおいて1、2年時において、過敏性は報告されなかった。マージン部の変色に関しては、セルフエッチングデュアルキュア型セメントで装着されたクラウンにおいて、αスコアが86.9%であった。ほかのすべての部分では92%のαスコアを示し、2年の観察期間において目にみえるほど明らかな変化は認められなかった。

結論：結果より、ニケイ酸リチウムCAD/CAMクラウンは2年間の臨床応用において良好な成績を示した。

臨床的示唆：ニケイ酸リチウムCAD/CAMクラウンはオールセラミッククラウンの有効なオプションとなりうる。

（Fasbinder DJ, et al. J Am Dent Assoc 2010；141：10s-14s.）

In vitroにおけるフルカントゥアジルコニアシングルクラウンの成績

目的：ジルコニアをフレームとした修復物はベニアリングポーセレンの破折のために高い失敗率を示した。削り出しによるフルカントゥアのジルコニアクラウンはジルコニア修復における代替的なアプローチとなりうる。本研究の目的は、フルカントゥアジルコニアクラウンを、光透過性、コンタクト摩耗性（修復物と対合歯）、耐荷重性の点から評価を行うことである。ジルコニアフレームに粉末築盛によるベニアリングをしたものとCAD/CAMにてベニアリングしたものをコントロールとして用いた。

方法：以下の異なる4種類のクラウンを12のメタルダイに作製した。すなわち、ジルコニアフレームに粉末築盛によるベニアリングをしたクラウン、ジルコニアフレームにCAD/CAMにてベニアリングしたクラウン、グレージングしたフルジルコニアクラウン、研磨したフルジルコニアクラウンである。すべてのクラウンは同じ形状を施した。それぞれのメタルダイに装着した状態で光透過性を測定した。その後、チューイングシュミレーター（120,000 mechanical cycles, 5 kg load, 0.7 mm sliding movement, 320 thermocycles）によって摩耗試験を行った。修復物と対合歯の摩耗を測定した。すべてのクラウンに対して破折が起こるまで荷重をかけた。One-way ANOVAとLSD post-hocテストを用いて統計処理を行った。

結果：研磨したフルジルコニアクラウンは、ほかのグループと比較し有意に高い光透過性を示した（p = 0.003; ANOVA）。研磨したフルジルコニアクラウンは、ほかのグループと比べ、修復物（p = 0.01; ANOVA）においても対合歯（p = 0.016; ANOVA）においても有意に低い摩耗性を示した。グレージングしたフルジルコニアクラウンはベニアリングテクニックによるクラウンと比較し、対合歯の摩耗において類似した結果を示した（p = 0.513, post-hoc LSD）。従来法のベニアリングを行ったクラウンでは有意に低い耐荷重性を示した（p < 0.001; ANOVA）。

意義：グレージングを行った削り出しのフルジルコニアクラウンは従来のベニアリングした修復物の代替となるかもしれない。

（Beuer F, et al. Dent Mater 2012；28(4)：449-456.）

補綴・デジタルデンティストリーのための重要キーワード10

9. Biocompatibility of zirconia
ジルコニアの生体親和性

ジルコニアは1990年代初期に歯科へ導入され、その良好な物理的・機械的・生物学的・化学的特性から幅広く応用されている。CAD/CAMによる加工技術の進歩にともない、天然歯の補綴装置のみならずインプラントアバットメントやインプラント上部構造のフレームワークにも応用されてきた。さらに近年では、その高い生体親和性によりインプラント体への応用にも注目が高まっており、その表面への骨芽細胞反応や、表面性状の改良がトピックとなっている。

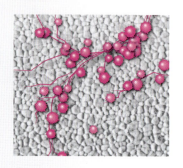

(Guess et al. Zirconia in Fixed Implant Prosthodontics. Clin Implant Dent Relat Res 2012;14(5):633-645. より引用改変)

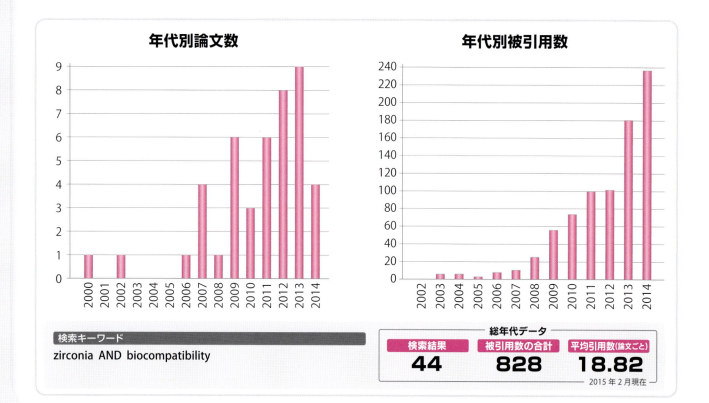

検索キーワード
zirconia AND biocompatibility

総年代データ
検索結果: 44
被引用数の合計: 828
平均引用数(論文ごと): 18.82

2015年2月現在

Biocompatibility of zirconia

トムソン・ロイターが選んだベスト**20**論文

引用数	タイトル・和訳	2011年	2012年	2013年	2014年	合計引用数	平均引用数（1年ごと）
1位	Manicone PF, Rossi Iommetti P, Raffaelli L.An overview of zirconia ceramics：basic properties and clinical applications. J Dent 2007；35(11)：819-826. ジルコニアセラミックスの概要：基本的特性と臨床応用	45	31	46	59	236	26.22
2位	Luthardt RG, Holzhüter M, Sandkuhl O, Herold V, Schnapp JD, Kuhlisch E, Walter M. Reliability and properties of ground Y-TZP-zirconia ceramics.J Dent Res 2002；81(7)：487-491. Y-TZP（イットリア安定化正方晶ジルコニア多結晶体）の信頼性と特性	9	12	14	14	115	8.21
3位	Gahlert M, Gudehus T, Eichhorn S, Steinhauser E, Kniha H, Erhardt W.Biomechanical and histomorphometric comparison between zirconia implants with varying surface textures and a titanium implant in the maxilla of miniature pigs. Clin Oral Implants Res 2007；18(5)：662-668. ミニ豚の上顎に埋入されたさまざまな表面性状のジルコニアインプラントとチタンインプラントの生物化学的および組織形態学的比較	9	12	17	20	77	8.56
4位	Andreiotelli M, Wenz HJ, Kohal RJ. Are ceramic implants a viable alternative to titanium implants? A systematic literature review. Clin Oral Implants Res 2009；20：32-47. セラミックインプラントはチタンインプラントの現実的な代替となりうるか？：システマティックレビュー	4	8	19	18	58	8.29
5位	Bächle M, Butz F, Hübner U, Bakalinis E, Kohal RJ.Behavior of CAL72 osteoblast-like cells cultured on zirconia ceramics with different surface topographies. Clin Oral Implants Res 2007；18(1)：53-59. 種々の表面形状を有するジルコニアセラミックス上で培養された骨芽細胞様細胞CAL(72)の挙動	5	4	7	7	40	4.44
6位	De Jager N, de Kler M, van der Zel JM.The influence of different core material on the FEA-determined stress distribution in dental crowns. Dent Mater 2006；22(3)：234-242. クラウンにおける有限要素解析による異なるコア材料のストレス分布への影響 （訳者注：コア材料とはクラウンフレーム材料を指す）	5	3	5	8	29	2.90
7位	Hempel U, Hefti T, Kalbacova M, Wolf-Brandstetter C, Dieter P, Schlottig F. Response of osteoblast-like SAOS-2 cells to zirconia ceramics with different surface topographies.Clin Oral Implants Res 2010 Feb；21(2)：174-181. 骨芽細胞様細胞SAOS-2細胞の異なる表面形状をもつジルコニアセラミックスへの反応	3	6	5	7	26	4.33

補綴・デジタルデンティストリーのための重要キーワード10（関連性の高い論文和訳）

トムソン・ロイターが選んだベスト**20**論文

	タイトル・和訳	2011年	2012年	2013年	2014年	合計引用数	平均引用数（1年ごと）
引用数 8位	Ko HC, Han JS, Bächle M, Jang JH, Shin SW, Kim DJ. Initial osteoblast-like cell response to pure titanium and zirconia/alumina ceramics Dent Mater 2007；23(11)：1349-1355. 純チタンとジルコニア／アルミナセラミックスへの骨芽細胞様細胞の初期反応	1	2	8	6	24	2.67
引用数 9位	Bortoluzzi EA, Guerreiro-Tanomaru JM, Tanomaru-Filho M, Duarte MA.Radiographic effect of different radiopacifiers on a potential retrograde filling material. Oral Surg Oral Med Oral Pathol Oral Radiol Endod 2009；108（4）：628-632. 潜在的に劣化する充填材料における異なるX線透過性物質のX線学的影響	5	3	3	6	20	2.86
引用数 10位	Purton DG, Love RM, Chandler NP. Rigidity and retention of ceramic root canal posts. Oper Dent 2000；25(3)：223-227. セラミック根管ポストの剛性と維持力	1	2	4	0	20	1.25
引用数 11位	Özkurt Z, Kazazoğlu E. Zirconia dental implants：a literature review. J Oral Implantol 2011；37(3)：367-376. ジルコニアデンタルインプラント：文献レビュー	0	2	10	7	19	3.80
引用数 12位	Guess PC, Att W, Strub JR. Zirconia in fixed implant prosthodontics. Clin Implant Dent Relat Res 2012；14(5)：633-645. 固定性インプラント補綴におけるジルコニア	0	1	7	10	18	4.50
引用数 13位	Bachhav VC, Aras MA. Zirconia-based fixed partial dentures：a clinical review. Quintessence Int 2011；42(2)：173-182. ジルコニアフレームのブリッジ：臨床的レビュー	1	1	7	8	17	3.40
引用数 14位	Santana T, Zhang Y, Guess P, Thompson VP, Rekow ED, Silva NR.Off-axis sliding contact reliability and failure modes of veneered alumina and zirconia. Dent Mater 2009；25(7)：892-898. ベニアリングアルミナとジルコニアの非軸面滑走接触における信頼性と破折様式	5	3	3	1	16	2.29

Biocompatibility of zirconia

トムソン・ロイターが選んだベスト20論文

	タイトル・和訳	2011年	2012年	2013年	2014年	合計引用数	平均引用数（1年ごと）
引用数 15位	Sasse M, Eschbach S, Kern M.Randomized clinical trial on single retainer all-ceramic resin-bonded fixed partial dentures：Influence of the bonding system after up to 55 months. J Dent 2012；40（9）：783-786. カンチレバー型オールセラミック接着性ブリッジのランダム化臨床試験：55ヵ月後までのボンディングシステムの影響	0	0	3	9	13	3.25
引用数 16位	Zafiropoulos GG, Rebbe J, Thielen U, Deli G, Beaumont C, Hoffmann O. Zirconia removable telescopic dentures retained on teeth or implants for maxilla rehabilitation. Three-year observation of three cases. J Oral Implantol 2010；36（6）：455-465. 上顎無歯顎における天然歯またはインプラント維持型ジルコニア可撤性テレスコープ義歯；3症例の3年経過症例	1	2	4	4	11	1.83
引用数 17位	Kohal RJ, Baechle M, Han JS, Hueren D, Huebner U, Butz F.In vitro reaction of human osteoblasts on alumina-toughened zirconia. Clin Oral Implants Res 2009；20(11)：1265-1271. アルミナ強化型ジルコニアにおけるヒト骨芽細胞のIn vitro反応	3	1	3	3	11	1.57
引用数 18位	Möller B, Terheyden H, Açil Y, Purcz NM, Hertrampf K, Tabakov A, Behrens E, Wiltfang J. A comparison of biocompatibility and osseointegration of ceramic and titanium implants：an in vivo and in vitro study. Int J Oral Maxillofac Surg 2012 May；41（5）：638-645. セラミックおよびチタンインプラントの生体親和性およびオッセオインテグレーションの比較：In vivoおよびIn vitro研究	0	0	5	5	10	2.50
引用数 19位	Nevins M, Camelo M, Nevins ML, Schupbach P, Kim DM. Pilot clinical and histologic evaluations of a two-piece zirconia implant. Int J Periodontics Restorative Dent 2011；31（2）：157-163. 2ピースジルコニアインプラントの予備臨床的および組織学的評価	0	1	2	7	10	2.00
引用数 20位	Gomes AL, Montero J. Zirconia implant abutments：a review. Med Oral Patol Oral Cir Bucal 2011；16（1）：e50-55. ジルコニアインプラントアバットメント：レビュー	0	2	1	7	10	2.00

An overview of zirconia ceramics：
basic properties and clinical applications

ジルコニアセラミックスの概要：基本的特性と臨床応用

Manicone PF, Rossi Iommetti P, Raffaelli L

　ジルコニア（ZrO2）は医療機器の製作にとって十分な機械的特性を有するセラミック材料である。Y2O3で安定しているジルコニアはこれらの応用において最適な状態である。ZrO2表面にストレスが生じると、結晶変性がクラックの伝達を阻止する。ZrO2の圧縮強さは約2000MPaである。整形外科領域における研究では、人工股関節頭の製作にこの材料が提案されてきた。これに先立ち、ジルコニアの生体親和性はvivoにおいて研究されてきたが、骨や筋肉にジルコニア試片を挿入してもなんら為害的な反応がないことが報告されている。
　Vitroの実験においてもこの材料上で細胞培養を行うと突然変異がなく、良好な生育能力を示すことを報告している。前歯や臼歯またはインプラントにおける固定性部分補綴装置（FPD；ブリッジ）のフレーム材料として現在応用されている。適用前に支台歯および歯周組織の臨床評価が必須である。ジルコニアの不透過性は、条件の良くない臨床的状況、たとえば、褐色化した支台歯などにおいて非常に有用である。X線不透過性はX線学的評価の際に有効となりうる。ジルコニアフレームワークはCAD/CAMテクノロジーの使用によって応用されている。ジルコニアセラミック修復物の接着には接着性セメントが用いられる。酸化ジルコニウムの固定性修復の機械的特性はほかのメタルフリー修復よりも優れていることが証明されている。
　ジルコニア固定性修復の3年以上の臨床評価においては良好な臨床的成功率を示している。ジルコニアインプラントアバットメントもまた、インプラント支持修復装置の審美的結果を改善するために応用可能である。新しく提案されているジルコニアインプラントは良好な生物学的および機械的特性を有すると報告されているが、応用を裏づけるさらなる研究が必要である。

（J Dent 2007；35（11）：819-826.）

Zirconia (ZrO2) is a ceramic material with adequate mechanical properties for manufacturing of medical devices. Zirconia stabilized with Y2O3 has the best properties for these applications. When a stress occurs on a ZrO2 surface, a crystalline modification opposes the propagation of cracks.Compression resistance of ZrO2 is about 2000 MPa. Orthopedic research led to this material being proposed for the manufacture of hip head prostheses. Prior to this, zirconia biocompatibility had been studied in vivo; no adverse responses were reported following the insertion of ZrO2 samples into bone or muscle. In vitro experimentation showed absence of mutations and good viability of cells cultured on this material. Zirconia cores for fixed partial dentures (FPD) on anterior and posterior teeth and on implants are now available.

Clinical evaluation of abutments and periodontal tissue must be performed prior to their use. Zirconia opacity is very useful in adverse clinical situations, for example, for masking of dischromic abutment teeth. Radiopacity can aid evaluation during radiographic controls. Zirconia frameworks are realized by using computer-aided design/ manufacturing (CAD/CAM) technology. Cementation of Zr-ceramic restorations can be performed with adhesive luting. Mechanical properties of zirconium oxide FPDs have proved superior to those of other metal-free restorations. Clinical evaluations, which have been ongoing for 3 years, indicate a good success rate for zirconia FPDs. Zirconia implant abutments can also be used to improvethe aesthetic outcome of implant-supported rehabilitations.

Newly proposed zirconia implants seem to have good biological and mechanical properties; further studies are needed to validate their application.

Biocompatibility of zirconia

Reliability and properties of ground Y-TZP-zirconia ceramics

Y-TZP(イットリア安定化正方晶ジルコニア多結晶体)の信頼性と特性

Luthardt RG, Holzhüter M, Sandkuhl O, Herold V, Schnapp JD, Kuhlisch E, Walter M.

　イットリア安定化正方晶ジルコニア多結晶体は、良好な生体親和性と機械的特性を有する高性能な材料で、臼歯部固定性補綴への適応が示唆されている。本研究の仮説は、Y-TZP ジルコニアセラミックスの強度と信頼性はクラウン内面の研磨に影響を受け、研磨条件によって異なるということである。曲げ強度、表面粗さ、破折強度を異なる回転速度と切削深度で研磨した表面および周囲の試料を用い調査した。結果は重ねた試料上で比較を行った。分散分析および Weibull パラメータ分析を統計学的分析に用いた。研磨した内面は重ねたコントロール試片と比較し、有意に Y-TZP ジルコニアセラミックスの強度と信頼性が減少した。曲げ強度、Weibull パラメータおよび破折強度の分析では表面の圧縮応力と研磨による表面のクラックによって低下することが示された。結論として、Y-TZP の最適化のためには、強度と信頼性を改善したオールセラミック修復の CAD/CAM 製作の達成が必要である。

（J Dent Res 2002；81（7）：487-491.）

Yttria-stabilized zirconia ceramics is a high-performance material with excellent biocompatibility and mechanical properties, which suggest its suitability for posterior fixed partial dentures. The hypothesis under examination is that the strength and reliability of Y-TZP zirconia ceramics are affected by the inner surface grinding of crowns, and vary with the grinding parameter. Flexural strength, surface roughness, and fracture toughness were determined on samples machined by face and peripheral grinding with varied feed velocities and cutting depths. Results have been compared with those on lapped samples. Analysis of variance and Weibull parameter were used for statistical analysis. It was found that inner surface grinding significantly reduces the strength andreliability of Y-TZP zirconia compared with the lapped control sample. Co-analysis of flexural strength, Weibull parameter,and fracture toughness showed counteracting effects of surface compressive stress and grinding-introduced surfaceflaws. In conclusion, grinding of Y-TZP needs to be optimized to achieve the CAD/CAM manufacture of all-ceramic restorations with improved strength and reliability.

Biomechanical and histomorphometric comparison between zirconia implants with varying surface textures and a titanium implant in the maxilla of miniature pigs

ミニ豚の上顎に埋入されたさまざまな表面性状のジルコニアインプラントとチタンインプラントの生物化学的および組織形態学的比較

Gahlert M, Gudehus T, Eichhorn S, Steinhauser E, Kniha H, Erhardt W.

背景：ジルコニアセラミックスの機械的特性と生体親和性はインプラント材料に適している。歯質の色と類似している点や機械的加工性あるいはプラークが付着しにくいといった性質は、とくにインプラント材料に適している。ジルコニアのオッセオインテグレーションへ影響を与える表面の改良はまだ広く行われていない。

目的：チタンインプラントの長期的成功は、サンドブラスト／酸エッチング（SLA）表面により優れた生体力学的結果が証明されており、高い骨・インプラント間の反応を示す。本研究の目的は、2つの異なるジルコニアの表面性状を生体力学的にかつ組織学的に、十分に証明されたチタンSLA表面と比較することである。

材料と方法：SLAチタンインプラントと同様のITIスレッド配置とまったく同じシリンダー型の、機械加工された表面（ZrO(2)m）およびサンドブラスト処理された（ZrO(2)r）表面のジルコニアインプラントを製作した。13の成体ミニブタの上顎両側切2, 3を抜歯し、6ヵ月の治癒期間を設けた。治癒期間後、コントロールとしてチタンSLAインプラントとともに、無作為に計78本のインプラントを埋入した。4, 8, 12週の治癒期間後にそれぞれ20, 24, 25本のインプラントが、主に生体力学的分析のための除去トルク試験（RTQ）を行った。数本のインプラントはブロック状で切除し、メチルメタクリレート包埋し、光学顕微鏡下にて直接骨の沈着を分析した。

結果：表面分析では、SLAインプラントがもっとも高い表面粗さを示し、ついでZrO(2)r、ZrO(2)mであった。8, 12週後のZrO(2)mはほかの2つのインプラントに比べ、有意に低い除去トルク値を示し、一方、SLAインプラントは8週においてZrO(2)rよりも有意に高い除去トルク値を示した。光学顕微鏡を用いた組織形態学的分析では、すべてのタイムポイントにおいて、すべての表面への骨沈着に差が認められた。

結論：本研究より、ZrO(2)rインプラントはZrO(2)mインプランより高い固定を得られることができた。ジルコニアインプラントの粗造化は骨沈着を促進し、界面の剪断応力へ有利な効果をもたらす。

（Clin Oral Implants Res 2007；18（5）：662-668.）

Background: Mechanical properties and biocompatibility make zirconia ceramics suitable implant material. The characteristics of tooth-color like, the ability to be machined and the low plaque affinity make zirconia especially suitable as a dental implant material. The influence of surface modification on the osseointegration of this material has not been extensively investigated.

Purpose: Long-term investigations with titanium implants have shown superior biomechanical results with the sandblasted acid-etched (SLA) surface, demonstrating a high bone-implant interaction. The objective of this study was to compare two different zirconia surface topographies biomechanically and histologically with the well-documented titanium SLA surface.

Material and methods: Zirconia implants with either a machined (ZrO(2)m) or a sandblasted (rough, ZrO(2)r) surface were manufactured with the exact same cylindrical shape with a standard ITI thread configuration as the SLA titanium implants. The incisors 2 and 3 were removed from both sides of the maxillae of 13 adult miniature pigs and the tissues left to heal for 6 months. After this time period the animals received a total of 78 implants using a randomized scheme, with the titanium SLA implant used as an only individual reference. After healing periods of 4, 8, and 12 weeks 20, 24, and 25 implants, respectively, were subjected to removal torque tests (RTQ) as the main biomechanical analysis of the of the study.
A fewer number was resected on bloc, embedded inmethylmethacrylat and analyzed for their direct bone apposition under a light microscope.

Results: Surface analysis revealed the highest surface roughness for the SLA-implant, followed by ZrO(2)r and ZrO(2)m. The turned ZrO(2)m implants showed statistically significant lower RTQ values than the other two implants types after 8 and 12 weeks, while the SLA implant showed significantly higher RTQs values than ZrO(2)r surface after 8 weeks. Differences in the bone apposition were observed in the histomorphometric analysis using light microscopy for all surfaces at any time point.

Conclusion: The findings suggest that ZrO(2)r implants can achieve a higher stability in bone than ZrO(2)m implants. Roughening the turned zirconia implants enhances bone apposition and has a beneficial effect on the interfacial shear strength.

Biocompatibility of zirconia

Are ceramic implants a viable alternative to titanium implants? A systematic literature review

セラミックインプラントはチタンインプラントの
現実的な代替となりうるか？：システマティックレビュー

Andreiotelli M, Wenz HJ, Kohal RJ.

目的：本システマティックレビューは「セラミックインプラントはチタンインプラントの現実的な代替となりうるか」という疑問に対する答えを調査すべく、骨インプラント界面の接触率（BIC）や臨床的生存率および成功率について動物および臨床的データを報告した文献のスクリーニングを行った。

材料と方法：つぎのデータベースで文献検索を行った。：（1）the Cochrane Oral Health Group's Trials Register,（2）the Cochrane Central Register of Controlled Trials（CENTRAL）,（3）MEDLINE（Ovid）,（4）PubMed。生物学的親和性を評価するために、BICについて動物実験を詳細に調査し、インプラントの長期性を評価するために臨床データを評価した。

結果：PubMed 検索より349タイトル、Cochrane/MEDLINE 検索より881タイトルが検索された。両検索結果より、アブストラクトスクリーニングと重複除外を行い、100のフルテキストが得られ、さらに評価を行った。さらにハンドサーチによって追加された。選別作業の結果、最終的に25の論文が選定された。ジルコニアおよびアルミナセラミックインプラントの結果についての無作為化臨床試験が選定された。本システマティックレビューより、動物実験ではアルミナ・ジルコニア・チタンでは類似したBICが示された。異なるアルミナインプラントを用いた10年までに臨床成績では、適用が異なるため23～98％の範囲の生存率／成功率を示した。ジルコニアインプラントを含んだ研究では、84％（21ヵ月後）から98％（1年後）までの生存率を示した。

結論：動物実験では、異なるインプラント材料間でオッセオインテグレーション率において差は認められなかった。コホート研究のみのため、科学的価値は疑問が残る。アルミナインプラントは満足のいく成績ではなく、それゆえ、本レビューでは、チタンインプラントの現実的な代替とはなり得ないといえる。近年においては、一般的なセラミックインプラントや、とくにジルコニアインプラントの科学的臨床データは十分でなく、セラミックインプラントを日常臨床で用いることはまだ推奨されない。しかしながら、現段階ではジルコニアは臨床研究によって証明されていないが、今後インプラント材料として良好な成績を残す可能性はある。

（Clin Oral Implants Res 2009；20：32-47.）

Aim
The aim of this systematic review was to screen the literature in order to locate animal and clinical data on bone-implant contact (BIC) and clinical survival/success that would help to answer the question 'Are ceramic implants a viable alternative to titanium implants?

Material and methods
A literature search was performed in the following databases:(1) the Cochrane Oral Health Group's Trials Register, (2) the Cochrane Central Register of Controlled Trials (CENTRAL), (3) MEDLINE (Ovid), and (4) PubMed. To evaluate biocompatibility, animal investigations were scrutinized regarding the amount of BIC and to assess implant longevity clinical data were evaluated.

Results
The PubMed search yielded 349 titles and The Cochrane/MEDLINE search yielded 881 titles. Based upon abstract screening and discarding duplicates from both searches, 100 full-text articles were obtained and subjected to additional evaluation. A further publication was included based on the manual search. The selection process resulted in the final sample of 25 studies. No (randomized) controlled clinical trials regarding the outcome of zirconia and alumina ceramic implants could be found.The systematic review identified histological animal studies showing similar BIC between alumina, zirconia and titanium.Clinical investigations using different alumina oral implants up to 10 years showed survival/success rates in the range of 23 to 98% for different indications. The included zirconia implant studies presented a survival rate from 84% after 21 months to 98% after 1 year.

Conclusions
No difference was found in the rate of osseointegration between the different implant materials in animal experiments. Only cohort investigations were located with questionable scientific value. Alumina implants did not perform satisfactorily and therefore, based on this review, are not a viable alternative to titanium implants. Currently, the scientific clinical data for ceramic implants in general and for zirconia implants in particular are not sufficient to recommend ceramic implants for routine clinical use. Zirconia, however, may have the potential to be a successful implant material, although this is as yet unsupported by clinical investigations.

種々の表面形状を有するジルコニアセラミックス上で培養された骨芽細胞様細胞CAL(72)の挙動

　ジルコニアセラミックスは、その接着強さ・生体親和性・歯質と似た色調であるという性質から、デンタルインプラント材料としてのチタンの代替物となりうる可能性をもっている。本研究の目的は、異なる表面形状を有するイットリア安定化正方晶ジルコニア多結晶体(Y-TZP)への骨芽細胞様の挙動を観察することである。

　CAL72骨芽細胞様細胞を、機械仕上げ(TZP-m)、サンドブラスト処理したジルコニア(TZP-s)、サンドブラスト処理と酸エッチング(TZP-sa)表面上で、培養を行った。ポリスチレン研磨および荒粗面サンドブラスト処理および酸エッチング(SLA)チタンをコントロール群として用いた。表面正常は走査電子顕微鏡(SEM)と形状測定を行った。培養3,6,12日後の細胞増殖、12日後の細胞形態と細胞でおおわれた表面を観察した。

　Y-TZPの表面荒さはサンドブラスト処理、さらには酸エッチングによって増加した。サンドブラスト処理および酸エッチングしたY-TZPとSLAチタンの、表面粗さ(R-a)および最大凹凸段差(Rp-v)に統計学的有意差は認められなかった。3日後の細胞増殖分析では、機械仕上げのY-TZPと比べて表面処理を施したY-TZPならびにポリスチレン培地では統計学的有意に高い値を示したが、6,12日後においてはY-TZPグループ、SLAチタン、ポリスチレンの間に差は認められなかった。

　細胞形態ならびに細胞をおおう表面部分はその基板の種類による影響は受けなかった。結果より、粗面Y-TZPは骨芽細胞様細胞の増殖ならびに分化において適切な基質であることが示唆された。

(Bächle M, et al. Clin Oral Implants Res 2007；18(1)：53-59.)

クラウンにおける有限要素解析による異なるコア材料のストレス分布への影響
(訳者注：コア材料とはクラウンフレーム材料を指す)

目的：金属を用いないオールセラミック修復はその生体親和性と審美的側面より大きな利点を有する。新しいコア材料の導入により、長期維持可能なオールセラミック修復物を作製するに十分な強度となった。しかしながら、ベニアリングポーセレンへの応力(破折)がその長期予後を左右してきた。本研究の目的は有限要素解析によって、異なるコア材料がストレス分布にもたらす影響を評価することである。

方法：CAD/CAM技術によって作製された右側第一大臼歯のマルチレイヤーオールセラミッククラウンモデルを3次元有限要素解析プログラムに変換した。クラウンはゴールド、ジルコニア、アルミナベースポーセレンフレームとそれに適合するベニアリングポーセレンから作製した。咬合力の影響を考慮した応力分布、コア材料とベニアリングポーセレンの膨張率の違いによって引き起こされる剪断応力、そしてセメントの収縮による影響を評価した。

結果：さまざまな理由によって、硬いコア材料が必ずしも低い応力を示すとはかぎらなかった。

意義：本研究により、実際の引っ張り応力分布と修復物のデザインを考慮に入れなければいけないことが示唆された。オールセラミック修復物の成績において、より強く硬いコア材料の有意な分布は、脆弱なベニアリングポーセレンによって相殺されるかもしれない。

(De Jager N, et al. Dent Mater 2006；22(3)：234-242.)

Biocompatibility of zirconia

骨芽細胞様細胞 SAOS-2 細胞の異なる表面形状をもつ ジルコニアセラミックスへの反応

目的：ジルコニアはその生体親和性と突出した機械的特性から医学分野（口腔医学や整形外科学）において最適な生体材料として用いられている。本研究は、1）ジルコニアと広く普及しているチタン、2）異なる2つの表面性状（サンドブラスト処理のみとサンドブラスト処理＋酸エッチング）を有するジルコニアに対するSAOS-2細胞の接着・増殖・分化を比較した。

方法：SAOS-2細胞をサンドブラスト処理のみとサンドブラスト処理＋酸エッチングされたジルコニア上で培養し、サンドブラスト処理＋酸エッチングされたチタンと比較した。培養後、2, 24時間の細胞形態を走査電子顕微鏡（SEM）および蛍光撮像にて観察した。24, 48時間後の細胞数関連パラメータを同定した。アルカリホスファターゼ（ALP）活性とミネラル蓄積を培養後8, 11, 15, 22日後にそれぞれ測定を行った。

結果：SEMおよび蛍光撮像の結果、培養24時間後、チタンと比較しジルコニア表面においてより早い分化と高い接着細胞数を示した。また、24時間後の細胞代謝活性と48時間後の増殖率は、チタンと比べジルコニアにおいて、高い値を示した。ジルコニアはSAOS-2細胞の分化において、チタンよりも高い促進効果を示した。すなわち、ALP活性、初期分化マーカーはより早く増加し、ミネラル化あるいは後期分化マーカーも増加した。2種類の表面性状のジルコニアでは、わずかな差しかみられなかった。酸エッチングしたジルコニア上で、SAOS-2細胞のわずかに高い分化の促進がみられた。

結論：これらのデータより、ジルコニアはチタンと比較し、接着・増殖・分化において、強い促進効果をもたらす。そして、ジルコニアの表面性状の差異は骨芽細胞の動態にわずかな効果をもたらす。

（Hempel U, et al. Clin Oral Implants Res 2010 Feb；21（2）：174-181.）

純チタンとジルコニア／アルミナセラミックスへの 骨芽細胞様細胞の初期反応

目的：突出した機械的特性や摩耗抵抗性や高い生体親和性により、ジルコニア・アルミナセラミックスは歯科的応用で注目を集めている。よく知られた低温劣化を解決し、安定した機械的特性をもたらすために、革新的なジルコニアアロイ（(Y,Nb)-TZP/alumina）が開発された。本研究の目的は、ジルコニア・アルミナのコンポジットセラミックスの初期骨細胞反応を調査することである。

方法：HOS細胞をジルコニア・アルミナのコンポジットセラミックス（Zc）と純チタン（Ti）ディスク上で培養した。原子間力顕微鏡法（AFM）によって表面形態を、走査電子顕微鏡によって細胞形態を観察した。1,4,8日後の細胞増殖（MTS）とアルカリホスファターゼ活性を測定した。12,24,48時間後のサイクリンD1、細胞周期制御遺伝子、インテグリンP1、オステオネクチン（ON）、PアクチンのmRNA発現をRT-PCR分析によって評価した。

結果：両培地とも持続的な細胞発育を助け、R値が0.002〜0.113 mu mの範囲の、非常に平らな性状を示した。8日後、Zcにおける細胞増殖はTiよりも高かった。48時間後のサイクリンD1のmRNA発現は両表面において同等の活性を示し、8日後のALP活性はZcにおいて高い値を示した。しかしながら、ON活性は両グループ間に差は認められなかった。

意義：本データより、この新しいジルコニアコンポジットセラミックは、短期間における細胞培養期間において、純チタンと比較し、少なくとも同等かあるいはわずかに良好な骨芽細胞様HOS細胞の生物学的反応を示した。

（Ko HC, et al. Dent Mater 2007；23(11)：1349-1355.）

補綴・デジタルデンティストリーのための重要キーワード10

10 *Fuse strength of porcelain to zirconia*
ジルコニアの陶材焼付強度

ジルコニアは機械的特性と審美性に優れており、従来の陶材焼き付け鋳造冠に変わるフレームワークとして臨床応用されている。しかしながら、ジルコニアフレームとベニアリング陶材の熱膨張係数や接着強さの違いから、ベニアリング陶材のチッピングは、従来の陶材焼き付け鋳造冠と同程度に報告されており、応用には注意が必要である。

（Guess et al. Zirconia in Fixed Implant Prosthodontics. Clin Implant Dent Relat Res 2010；14（5）：633-645. より引用改変）

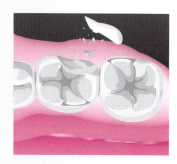

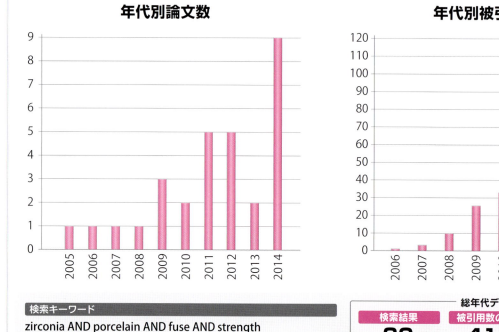

検索キーワード: zirconia AND porcelain AND fuse AND strength

総年代データ
- 検索結果: **30**
- 被引用数の合計: **416**
- 平均引用数（論文ごと）: **13.87**

2015年2月現在

⑩ Fuse strength of porcelain to zirconia

トムソン・ロイターが選んだベスト**20**論文

引用数	タイトル・和訳	2011年	2012年	2013年	2014年	合計引用数	平均引用数（1年ごと）
1位	Derand T, Molin M, Kvam K.Bond strength of composite luting cement to zirconia ceramic surfaces. Dent Mater 2005；21（12）：1158-1162. 接着性レジンセメントのジルコニアセラミックス表面への接着強度	17	8	14	21	95	8.64
2位	Zarone F, Russo S, Sorrentino R.From porcelain-fused-to-metal to zirconia：clinical and experimental considerations.Dent Mater 2011；27（1）：83-96. 陶材焼き付け金属からジルコニアへ：臨床的および実験的考察	3	9	19	18	50	10.00
3位	Kohal RJ, Klaus G, Strub JR.Zirconia-implant-supported all-ceramic crowns withstand long-term load：a pilot investigation.Clin Oral Implants Res 2006；17（5）：565-571. ジルコニアインプラント支持型オールセラミッククラウンは長期荷重に耐える：予備研究	7	6	6	9	50	5.00
4位	Quinn JB, Sundar V, Parry EE, Quinn GD.Comparison of edge chipping resistance of PFM and veneered zirconia specimens.Dent Mater 2010；26（1）：13-20. PFMとベニアリングジルコニアの試片における辺縁チッピングに対する抵抗性の比較	5	5	10	6	32	5.33
5位	Larsson C, Vult von Steyern P, Nilner K.A prospective study of implant-supported full-arch yttria-stabilized tetragonal zirconia polycrystal mandibular fixed dental prostheses：three-year results.Int J Prosthodont 2010；23（4）：364-369. 酸化イットリウム安定型正方晶多結晶質ジルコニアのインプラント支持型フルアーチ下顎固定性補綴装置：3年経過結果	3	4	13	10	30	5.00
6位	Papaspyridakos P, Lal K.Complete arch implant rehabilitation using subtractive rapid prototyping and porcelain fused to zirconia prosthesis：a clinical report. J Prosthet Dent 2008；100（3）：165-172. 減算型光造形ジルコニアおよび陶材焼き付ジルコニアを用いた無歯顎インプラント修復：臨床報告	3	7	4	4	25	3.12
7位	Rosentritt M, Behr M, Thaller C, Rudolph H, Feilzer A.Fracture performance of computer-aided manufactured zirconia and alloy crowns.Quintessence Int 2009；40（8）：655-662. コンピュータ支援型製作（CAM）によるジルコニアおよび鋳造クラウンの破折様式	5	2	6	7	21	3.00

補綴・デジタルデンティストリーのための重要キーワード10（関連性の高い論文和訳）

トムソン・ロイターが選んだベスト**20**論文

順位	タイトル・和訳	2011年	2012年	2013年	2014年	合計引用数	平均引用数（1年ごと）
引用数 8位	Vigolo P, Mutinelli S.Evaluation of zirconium-oxide-based ceramic single-unit posterior fixed dental prostheses(FDPs) generated with two CAD/CAM systems compared to porcelain-fused-to-metal single-unit posterior FDPs : a 5-year clinical prospective study. J Prosthodont 2012 ; 21 (4) : 265-269. 2つのCAD/CAMシステムによって作製された酸化ジルコニウムによる臼歯部シングルユニットのセラミック固定性補綴装置と陶材焼き付け固定性補綴装置の比較：5年間前向き臨床研究	0	0	7	10	17	4.25
引用数 9位	Mainjot AK, Schajer GS, Vanheusden AJ, Sadoun MJ.Residual stress measurement in veneering ceramic by hole-drilling.Dent Mater 2011 ; 27 (5) : 439-444. ホールドリリングによるベニアリングセラミックにおける残留応力測定	0	9	4	4	17	3.40
引用数 10位	Att W, Stamouli K, Gerds T, Strub JR.Fracture resistance of different zirconium dioxide three-unit all-ceramic fixed partial dentures. Acta Odontol Scand 2007 ; 65 (1) : 14-21. 異なる酸化ジルコニウムによる3ユニットオールセラミック固定性補綴装置の破折抵抗性	2	1	3	0	12	1.33
引用数 11位	Tada K, Sato T, Yoshinari M.Influence of surface treatment on bond strength of veneering ceramics fused to zirconia.Dent Mater J 2012 ; 31 (2) : 287-296. ジルコニアベニアリング陶材焼き付けの接着強さにおける表面処理の影響	0	1	6	4	11	2.75
引用数 12位	Tan JP, Sederstrom D, Polansky JR, McLaren EA, White SN.The use of slow heating and slow cooling regimens to strengthen porcelain fused to zirconia. J Prosthet Dent 2012 ; 107 (3) : 163-169. ジルコニア陶材焼き付け強度を増すための徐熱および徐冷テクニックの利用	0	0	7	4	11	2.75
引用数 13位	Christensen GJ.Porcelain-fused-to-metal versus zirconia-based ceramic restorations, 2009.J Am Dent Assoc. 2009 ; 140 (8) : 1036-1039. 陶材焼き付け金属とジルコニアベースセラミック修復物の比較	2	2	3	1	9	1.29
引用数 14位	Kohal RJ, Finke HC, Klaus G.Stability of prototype two-piece zirconia and titanium implants after artificial aging : an in vitro pilot study.Clin Implant Dent Relat Res 2009 ; 11 (4) : 323-329. 人工的にエージングさせた後のプロトタイプ2ピースジルコニアおよびチタンインプラントの安定性	2	0	3	3	8	1.14

⑩ Fuse strength of porcelain to zirconia

トムソン・ロイターが選んだベスト**20**論文

	タイトル・和訳	2011年	2012年	2013年	2014年	合計引用数	平均引用数（1年ごと）
引用数 15位	Kuriyama S, Terui Y, Higuchi D, Goto D, Hotta Y, Manabe A, Miyazaki T.Novel fabrication method for zirconia restorations：bonding strength of machinable ceramic to zirconia with resin cements. Dent Mater J 2011；30（3）：419-424. ジルコニア修復物の革新的製作法：レジンセメントによる機械加工可能なセラミックスのジルコニアへの接着強度	0	1	5	1	7	1.40
引用数 16位	Valentino TA, Borges GA, Borges LH, Platt JA, Correr-Sobrinho L.Influence of glazed zirconia on dual-cure luting agent bond strength.Oper Dent 2012；37（2）：181-187. デュアルキュア型接着性セメントの接着強度におけるグレーズしたジルコニアの影響	0	0	1	4	6	1.50
引用数 17位	Gomes ÉA, Barão VA, Rocha EP, de Almeida ÉO, Assunção WG.Effect of metal-ceramic or all-ceramic superstructure materials on stress distribution in a single implant-supported prosthesis：three-dimensional finite element analysis.Int J Oral Maxillofac Implants 2011；26（6）：1202-1209. 単独インプラント支持型補綴装置の応力分布におけるメタルセラミックまたはオールセラミック上部構造の影響：3次元有限要素解析	0	0	2	2	4	0.80
引用数 18位	An HS, Park JM, Park EJ.Evaluation of shear bond strengths of gingiva-colored composite resin to porcelain, metal and zirconia substrates.J Adv Prosthodont 2011；3（3）：166-171. ポーセレン・メタル・ジルコニア基板へ歯肉色コンポジットレジンのせん断接着強さの評価	0	1	1	1	4	0.80
引用数 19位	Vanderlei A, Bottino MA, Valandro LF.Evaluation of resin bond strength to yttria-stabilized tetragonal zirconia and framework marginal fit：comparison of different surface conditionings.Oper Dent 2014；39（1）：50-63. 酸化イットリウム安定型正方晶多結晶質ジルコニアに対するレジン接着強度とフレームワークの辺縁適合性の評価：異なる表面条件における比較	0	0	0	1	2	1.00
引用数 20位	Kimmich M, Stappert CF.Intraoral treatment of veneering porcelain chipping of fixed dental restorations：a review and clinical application. J Am Dent Assoc 2013；144（1）：31-44. 固定性歯科修復物のベニアリングポーセレンチッピングの口腔内処置：レビューおよび臨床応用	0	0	1	1	2	0.67

Bond strength of composite luting cement to zirconia ceramic surfaces

接着性レジンセメントのジルコニアセラミックス表面への接着強度

Derand T, Molin M, Kvam K.

目的：異なる手法による表面処理後の接着性レジンセメントの、ジルコニアセラミックへの接着強度を評価すること。

方法：熱間等方加圧された酸化イットリウム安定型ジルコニアブロック（ZF）の試料を作製し（Procera Zircon, Nobel Biocare, Sweden）、光沢のある密度の高いジルコニアブロック（ZG）と比較した。試料は異なる表面処理によって4つに分けられた。すなわち、群1：全処置をしないZF（n=5）とZG（n=5）。群2：シラン処理をしたZF-s（n=5）とZG-s（n=5）。群3：反応槽（Plasma Electronic, Germany）を用いてRFスプレー処理（ヘキサメチルジシロキサン）をしたZF-P（n=10）とZG-P（n=10）。群4：表面にポーセレンマイクロパールによる低温焼き付け（720℃）を施したZF-p（n=10）とZG-p（n=10）である。コンポジットレジン円柱（Charisma, Hereus Kulzer, Dormagen, Germany）にVariolink II（Ivoclar-Vivadent, Schaan, Liechtenstein）を用いて試料片を接着した。試料を1時間空気中に触れさせたのち、汎用性試験機（LRX, Lloyd Instruments, Farnham, England）にて破折するまで剪断負荷をかけた。

結果：前処置しないZFとZG試料（群1）およびシラン処理をした試料（群2）に統計的有意差はみられなかった。プラズマスプレー処理は3倍接着強度が向上した（$p<0.001$）。前処置なしと比較し、ポーセレンマイクロパールによる低温焼き付けを行った群では10倍の接着強度を示した（$p<0.001$）。ZF-pとZG-p試料の間には有意差はみられなかった。ガラスパール層の厚みは5 mumを超えなかった。SEM分析より、ZFでは密度の高い砂目の境界がみられ、ZGにおいては平坦かつツヤのある性状が観察された。

意義：ジルコニアセラミック表面へのプラズマスプレーまたはポーセレンマイクロパールによる低温焼き付けは有意にレジンセメントのセラミック表面への接着強さを増加する。

（Dent Mater 2005；21(12)：1158-1162.）

Objectives:To evaluate the bond strength of dental resin agentto zirconia ceramic after surface pre-treatment with different techniques.

Methods:Specimens of hot isostatic pressed yttrium-oxidepartialty-stabilized zirconia blocks (ZF) were fabricated (Procera Zircon, Nobel Biocare, Sweden) and compared to glossy dense zirconia blocks (ZG). Four groups of specimens with different surface treatment were prepared. Group 1: ZF (n= 5) and ZG (n = 5) without any pre-treatment, Group II: ZF-s (n = 5) and ZG-s (n = 5) treated with silane solution, Group III:ZF-P (n = 10) and ZG-P (n = 10) treated with RF plasma spraying (hexamethyldisiloxane) using a reactor (Plasma Electronic, Germany), Group IV: ZF-p (n = 10) and ZG-p (n =10) treated with micro pearls of low fusing porcelain (720degrees C) on the surfaces. Composite cylinders (Charisma,Hereus Kulzer, Dormagen, Germany) were luted with Variolink II (Ivoclar-Vivadent, Schaan, Liechtenstein) to the test specimens. The specimens were then stored in air for 1 h before shear loading in a universal testing machine (LRX, Lloyd Instruments, Farnham, England) until failure.

Results.:No statistical difference was found between the untreated ZF and ZG specimens (Group I) neither between the specimens treated with silane (Group II). Plasma spraying treatment improved bond strength by a factor of three (p <0.001). Treatment with low fusing porcelain micro pearls increased the bond strength by a factor of 10 compared to untreated surfaces (p < 0.001). No significant difference was seen between the surfaces treated ZF-p and ZG-p specimens.The thickness of the glass pearls layer did not exceed 5 mum. SEM showed dense grain borders of ZF and a flat glossytexture of ZG.

Significance:Treatment of zirconia ceramic surfaces with plasma spraying or a low fusing porcelain pearl layer significantly increased the bond strength of resin cement to the ceramic surface.

10 Fuse strength of porcelain to zirconia

From porcelain-fused-to-metal to zirconia: clinical and experimental considerations

陶材焼き付け金属からジルコニアへ:臨床的および実験的考察

Zarone F, Russo S, Sorrentino R.

目的:メタルフリー修復における歯学研究の注目は、日常臨床に革新的なオールセラミック材料の導入後、最近20年で増加している。とくに、高い強度を有するセラミックスや関連するCAD/CAMテクニックはメタルフリー補綴装置の臨床適応を拡大しており、初期のセラミック材料と比べ、より良好な機械的特性を示している。本論文の目的は、歯科用オールセラミック材料について簡単なレビューを行い、最新の科学的結果と著者の臨床経験を照らし合わせ、その利点と欠点を評価することである。

結果:ジルコニアはもっとも有望な修復材料の1つである。なぜなら、非常に良好な機械的特性と適度な審美性を有するからである。いくつかの in vitro 研究あるいは調査において、ジルコニアの良好な強度と機械的成績を報告しており、シングルクラウンやショートスパンのブリッジのフレームワークとしての臨床的有用性に対応している。しかしながら現時点で、臨床結果は従来法のメタルセラミック修復と匹敵するものでなく、さらに長期にわたるジルコニアの臨床的潜在性を確約する十分な長期的データは存在しない。

意義:ロングスパンブリッジのまたはインプラント支持型修復物におけるジルコニアフレームワークの使用は、現在評価途中であり、堅実なガイドラインを作成するための科学的エビデンスを提供するためには、さらなる in nivo 研究、あるいは長期臨床研究が必要であろう。

(Dent Mater 2011;27(1):83-96.)

Objective.:The interest of dental research in metal-free restorations has been rising in the last 20 years following the introduction of innovative all-ceramic materials in the daily practice. In particular, high strength ceramics and related CAD/CAM techniques have widely increased the clinical indications of metal-free prostheses, showing more favourable mechanical characteristics compared to the early ceramic materials.
The purpose of the present paper is providing a brief review on the all-ceramic dental materials, evaluating pros and cons in the light of the most recent scientific results and of the authors' clinical experience. Materials. A structured review of the literature was given on the basis of medical and engineering papers published in the last decades on the use of dental ceramics and zirconia in particular. The experimental and clinical findings of the most relevant researches were reported.
Results.:Zirconia is one of the most promising restorative materials, because it yields very favourable mechanical properties and reasonable esthetic. Several in vitro and in vivo investigations reported suitable strength and mechanical performances of zirconia, compatible with clinical serviceability as a framework material for both single crowns and short-span fixed partial dentures. However, clinical results are not comparable, at the moment, with conventional metal-ceramic restorations, neither is there sufficient long-term data for validating the clinical potential of zirconia in the long run.
Significance:The use of zirconia frameworks for long-span fixed partial dentures or for implant-supported restorations is currently under evaluation and further in vivo, long-term clinical studies will be needed to provide scientific evidence for drawing solid guidelines.

Zirconia-implant-supported all-ceramic crowns withstand long-term load: a pilot investigation

ジルコニアインプラント支持型オールセラミッククラウンは長期荷重に耐える：予備研究

Kohal RJ, Klaus G, Strub JR.

目的： 本予備研究の目的は、異なるオールセラミッククラウンで修復されたジルコニアインプラントが臨床応用のための生体力学的な条件を満たすかどうかを試験することである。そこで、オールセミラックのエンプレスとプロセラクラウンをジルコニアインプラントにセメント固定し、人工的口腔内環境に曝露した。その後、オールセラミックインプラントクラウンの破折強度を評価した。陶材焼き付けクラウンで修復したチタンインプラントをコントロールとして用いた。

方法と材料： 16のPFMクラウンで修復したチタンインプラントと、それぞれ16のエンプレスおよびプロセラクラウンで修復した32のインプラントによる3つの群に分けた。チタンインプラントはReImplantシステムを用いて製作し、ジルコニアインプラントはCeleyシステムを用いた。上顎左側中切歯をインプラントクラウンのモデルとした。各群のうち8本は人工口腔（120万咀嚼サイクル）において長期荷重試験に用いた。その後、8本のうち7本に対し破折強度試験を行った。残りの8本の試料は長期荷重試験にかけることなく、即時に破折強度試験を行った。荷重後および未荷重のそれぞれ1本はクラウンの辺縁適合について評価した。

結果： すべての試験試料は人工的口腔内環境への曝露において生存した。3本のエンプレスクラウンが荷重をかけたステアタイトボールの位置でクラックを生じた。人工的荷重をかけなかったチタン-PFM群における破折荷重値は420-610N（平均：531.4N）であり、エンプレス群で460-570（平均：512.9N）、プロセラ群で475-700（平均575.7N）であった。120万サイクルで人工的荷重をかけた群の結果はチタン-PFM群における破折荷重値は440-950N（平均：668.6N）であり、エンプレス群で290-550（平均：410.7N）、プロセラ群で450-725（平均555.5N）であった。人工的荷重をかけない場合、どの群においても統計的有意差は認められなかった。人工的荷重をかけた場合、PFMならびにプロセラクラウンの破折値はエンプレスクラウンよりも有意に高い値を示した。PFM群とプロセラ群の間に有意差はなかった。

結論： 本予備研究の範囲内では、プロセラクラウンによって修復したジルコニアインプラントは前歯部における生体力学的条件をみたしていると考えられる。しかしながら、これらの予備的結果を確証するためにはより多いサンプルサイズでさらなる調査が必要である。3本のエンプレスクラウンが荷重をかけたステアタイトボールの位置でクラックを生じたため、ジルコニアインプラントにそれらのクラウンを使用することは疑問が残る。

（Clin Oral Implants Res 2006；17（5）：565-571.）

Objectives: The purpose of this pilot investigation was to test whether zirconia implants restored with different all-ceramic crowns would fulfill the biomechanical requirements for clinical use. Therefore, all-ceramic Empress (R)-1 and Procera (R) crowns were cemented on zirconia implants and exposed to the artificial mouth. Afterwards, the fracture strength of the all ceramic implant-crown systems was evaluated. Conventional titanium implants restored with porcelain-fused-to-metal (PFM) crowns served as controls.

Materials and methods: Sixteen titanium implants with 16 PFM crowns and 32 zirconia implants with 16 Empress (R)-1 crowns and 16 Procera (R) crowns each-i.e., three implantcrown groups-were used in this investigation. The titaniumimplants were fabricated using the ReImplant (R) system and the zirconia implants using the Celay (R) system. The upper left central incisor served as a model for the fabrication of the implants and the crowns. Eight samples of each group were submitted to a long-term load test in the artificial mouth (1.2 million chewing cycles). Subsequently, a fracture strength test was performed with seven of the eight crowns. The remaining eight samples of each group were not submitted to the longterm load in the artificial mouth but were fracture-tested immediately. One loaded and one unloaded sample of each group were evaluated regarding the marginal fit of the crowns.

Results: All test samples survived the exposure to the artificial mouth. Three Empress (R)-1 crowns showed cracks in the area of the loading steatite ball. The values for the fracture load in the titanium implant-PFM crown group without artificial loading ranged between 420 and 610 N (mean: 531.4 N), between 460 and 570 N (mean: 512.9 N) in the Empress (R)-1 crown group, and in the Procera (R) crown group the values were between 475 and 700 N (mean: 575.7 N) when not loaded artificially. The results when the specimens were loaded artificially with 1.2 million cycles were as follows: the titanium implant-PFM crowns fractured between 440 and 950 N (mean: 668.6 N), the Empress (R)-1 crowns between 290 and 550 N (mean: 410.7 N), and the Procera (R) crowns between 450 and 725 N (mean: 555.5 N). No statistically significant differences could be found among the groups without artificial load. The fracture values for the PFM and the Procera (R) crowns after artificial loading were statistically significantly higher than that for the loaded Empress (R)-1 crowns. There was no significant difference between the PFM crown group and the Procera (R) group.

Conclusions: Within the limits of this pilot investigation, it seems that zirconia implants restored with the Procera (R) crowns possibly fulfill the biomechanical requirements for anterior teeth. However, further investigations with larger sample sizes have to confirm these preliminary results. As three Empress (R)-1 crowns showed crack development in the loading area of the steatite balls in the artificial mouth, their clinical use on zirconia implants has to be questioned.

Fuse strength of porcelain to zirconia

Comparison of edge chipping resistance of PFM and veneered zirconia specimens

PFMとベニアリングジルコニアの試片における辺縁チッピングに対する抵抗性の比較

Quinn JB, Sundar V, Parry EE, Quinn GD.

目的：ベニアリングジルコニアの試片における辺縁チッピングに対する抵抗性を調査し、陶材焼き付け試片のチッピング抵抗性と比較することである。
方法：ベニアリングジルコニアおよびPFMの棒状試料片を、臨床的に妥当性のある厚みで製作した。試料片の辺縁を異なる大きさの力でチップさせ、さまざまなサイズの破片を製作した。そのサイズは、ベニアから基板部分のすべてを貫通しない小さな破片から、ジルコニアやメタルの基板まで到達する大きな破片まで含まれる。力の大きさと破片のサイズ（辺縁距離）の相関を図に表した。結果の曲線をベニアリングされたジルコニアとPFM試料で比較した。ベニア材と基板部のヌープ硬さと力を比較したグラフも作成した。
結果：ジルコニアとPFMのベニアチッピングデータは文献から予期されていた通り、指数法則（決定係数 R（2）> 0.93）となった。曲線は結合したデータの分散内で重複しており、類似したチッピング抵抗性を示した。破折がベニア材・基板界面まで到達した破折片は、試料から剥がれたものと基板まで貫通しなかったものと両方認められた。ベニア材と基板の硬さ-荷重曲線はすべて低荷重時に鋸状寸法効果（ISE）を示した。4N荷重時のメタル、ジルコニア、メタル・ジルコニアベニアのヌープ硬さの値（±1SDの不確実性）では、それぞれ2.02 +/- 0.08、12.01 ± 0.39 GPa、4.24 ± 0.16 GPa、4.36 ± 0.02 GPaであり、ベニア材間で統計的有意差は認められなかった。
意義：本研究より、基板の硬さに大きな違いがあるにもかかわらず、ベニアリングしたジルコニアとPFM修復物においては類似したチッピング抵抗性を示した。剥離破折の起こりやすさに差異については同定できなかったが、両試料片ともチップの起こり方は同様で、基板まで拡大するのではなく側面が剥がれた。

（Dent Mater 2010；26（1）：13-20.）

Objectives: To investigate the chipping resistance of veneered zirconia specimens and compare it to the chipping resistance of porcelain fused to metal (PFM) specimens.
Methods: Veneered zirconia and PFM bar specimens were prepared in clinically relevant thicknesses. The specimen edges were chipped with different magnitude forces, producing chips of various sizes. The range of sizes included small chips that did not penetrate all the way through the veneers to the substrates, and also chips that were very large and reached the zirconia or metal substrates. The relationship between force magnitude and chip size (edge distance) was graphed. The resulting curves were compared for the veneered zirconia and PFM specimens. Knoop hardness vs. force graphs for the veneers and substrates were also obtained.
Results: The zirconia and PFM veneer chipping data followed a power law (coefficient of determination, R(2) > 0.93) as expected from the literature. The curves overlapped within the combined data scatter, indicating similar resistance to chipping. The chips made in both types of specimens detached and did not penetrate into the substrate when they reached the veneer/substrate intersections. The hardness-load curves for the veneers and substrates all exhibited an indentation size effect (ISE) at low loads. The Knoop hardness values with uncertainties of +/- one standard deviation at 4N loads for the metal, zirconia, and the metal and zirconia veneers are: (2.02 +/- 0.08, 12.01 +/- 0.39, 4.24 +/- 0.16 and 4.36 +/- 0.02 GPa), respectively, with no statistically significant difference between the veneers (Tukey pairwise comparison at 0.95 family confidence).
Significance: This work indicates that a similar resistance to chipping might be expected for veneered zirconia and PFM restorations, in spite of the large difference in substrate hardness. Differences in susceptibility to chip spalling were not detected, but the chips in both specimen types detached off the sides in a similar manner instead of extending into the substrates.

酸化イットリウム安定型正方晶多結晶質ジルコニアの インプラント支持型フルアーチ下顎固定性補綴装置：3年経過結果

目的：オールセラミック固定性歯科補綴装置（以下FDPs）において、高強度酸化セラミック材料の発展は注目を増している。高強度酸化セラミック材料をベースとしたオールセラミックFDPsについての臨床研究では、成功率は陶材焼き付け金属FDPsに近づいているようだ。しかしながら、これらの報告はまだ少なく、また主に天然歯のFDPsが中心であった。本研究の目的は、インプラント支持による複数歯オールセラミックFDPsの臨床成績を評価することである。

材料と方法：10名の患者に、4本のアストラインプラントで支持した、セルコン技術で製作した酸化イットリウム安定型正方晶多結晶質ジルコニア（Y-TZP）FDPsを下顎に装着した。うち9名が10ユニットFDPsで1名が9ユニットFDPsであった。FDPsはパナビアF2.0にて個々の既製チタンアバットメントに接着した。ベースラインと12、24、36ヵ月後にFDPsの評価を行った。

結果：3年間経過時において、すべてのFDPsは機能しており、全患者も治療に非常に満足していた。修復物の破折はみられなかった。しかしながら、表面的なチッピングは9名の患者（99ユニット中34ユニット、34%）にみられた。

結論：3年にわたる本研究結果より、セルコン技術によって製作したインプラント支持型フルアーチY-TZP FDPsは代替治療としては注意してみる必要があるだろう。チッピングに至った要因をより理解する必要があり、同時に材料や技術を一般的に用いる前に、さらに長期にわたる、より多くの患者における研究が必要である。

（Larsson C, et al. Int J Prosthodont 2010；23（4）：364-369.）

減算型光造形ジルコニアおよび陶材焼き付ジルコニアを用いた 無歯顎インプラント修復：臨床報告

インプラント歯科学においてさまざまな技術応用が進歩し、診断・治療計画・外科・修復といったすべての場面において適応が拡大している。付加的ラピッドプロトタイピングとCAD/CAMテクノロジーは、インプラント手術や即時荷重を容易にするために光造形サージカルガイドや事前作製した暫間補綴装置の作製に用いられる。減算的ラピッドプロトタイピングはインプラントの最終補綴装置のためのジルコニアフレームワークの製作に用いられる。本臨床報告は、患者にとっての快適性と同様、外科的・補綴的結果を最適するために、インプラント修復におけるこれらの技術的な進歩の包括的な応用について述べる。

（Papaspyridakos P, et al. J Prosthet Dent 2008；100（3）：165-172.）

コンピュータ支援型製作（CAM）によるジルコニアおよび鋳造クラウンの破折様式

目的：CAD/CAMジルコニアおよび鋳造クラウンの破折強度と破折成績について比較を行うことである。

材料と方法：電気泳動析出法によるアルミナセラミックス（Wolceram, Wolceram）と4つのジルコニアベースシステム（ce. novation, ce. novation；Cercon, DeguDent；Digizon, Amann Girrbach；and Lava, 3M ESPE）を調査した。陶材焼き付け法は従来法のキャストテクニックとレーザー焼結のどちらかを用いた。それぞれの材料で16のクラウンを製作し、各メーカーから推奨されたグラスセラミックにてベニアリングされた。クラウン - 歯根比を測定し、各システムの8つのクラウンを接着性レジンまたは従来法のセメントにて装着した。クラウンは擬似口腔内環境（1,200,000回 機械的荷重50 N；3,00サーマルサイクル（注水下、5〜55℃）；2分 / サイクル）にて人工的に劣化させた後、破折抵抗性および破折パターンを観察し、欠損部の大きさを測定した。

結果：破折時の応力は、従来型のセメントにおいては1,111N〜2,038Nの間であり、接着性レジンセメントにおいては1,181N〜2,295Nの範囲であった。接着性レジンセメントと従来型セメントの間に統計的有意な差はみられなかった。破折パターンの多くがベニア材のチッピングであり、1症例のみコア材（フレーム）の破折がみられた。

結論：クラウン材料とセメント材料は、オールセラミッククラウンとメタルベースクラウンの破折強度や破折様式に影響を与えなかった。それゆえ、接着性レジンセメントは高強度セラミックスの応用にあたって、必ずしも必要ではないかもしれない。

（Rossentritt M, et al. Quintessence Int 2009；40（8）：655-662.）

2つのCAD/CAMシステムによって作製された酸化ジルコニウムによる臼歯部シングルユニットのセラミック固定性補綴装置と陶材焼き付け固定性補綴装置の比較：5年間前向き臨床研究

目的：本前向き臨床研究の目的は、2つのCAD/CAMシステムから作製されたジルコニアコーピングの単独歯臼歯部個性補綴装置（FPDs）の5年機能時の成功率を陶材焼き付け金属冠（PFM）と比較することである。

方法と材料：2005年から2006年の間に、開業医にて下顎左右第一大臼歯に固定性補綴装置を必要とする60名の患者が本研究の対象となった。60の第一大臼歯は無作為に3つの群に分けられ（n=20）、うちPFM（n=20）をコントロール群（C群）とした。ほかの2つの群はCAD/CAM技術を酸化ジルコニウムコーピングの作製に応用した。すなわち、プロセラシステム（群P, Nobel Biocare）とLAVAシステム（L群, 3M ESPE）よりそれぞれ20の単独歯臼歯部FDPsを作製した。ANOVAによる追跡分析より、臨床的生命表分析を行った。統計分析は2つのノンパラメトリックテスト、すなわち対数順位検定とフィッシャー直接検定で行った。

結果：5年機能時において、ジルコニアセラミックスFDPsの両群（P、L群）をまとめて評価した際、メタルセラミックスFDPsと臨床結果に統計学的有意差は認められなかった。しかしながら、臨床データからは、広範なベニアリングセラミックの破折のような技術的問題がジルコニアセラミックスFDPs群に多く発生しやすいことがわかった。失敗の発生率はC群とP群を比較した時ときのみ統計的有意差が認められた。

結論：たとえ、同一として考慮したジルコニアセラミックスFDPsの両群（C、P群）とメタルセラミックFDPsの5年間機能時の臨床的結果に有意差が認められなかったとしても、臨床的データは2つのジルコニアセラミックFDPs群において、臨床的問題が起こりやすいことが示された。これらから、すべての治療手順に先立って、CAD/CAMシステムによって作製されたジルコニアセラミックFDPsに使用に関する臨床的および技術的変数を注意深く考慮する必要がある。

（Vigolo P, et al. J Prosthodont 2012；21（4）：265-269.）

補綴・デジタルデンティストリーのための材料および分類

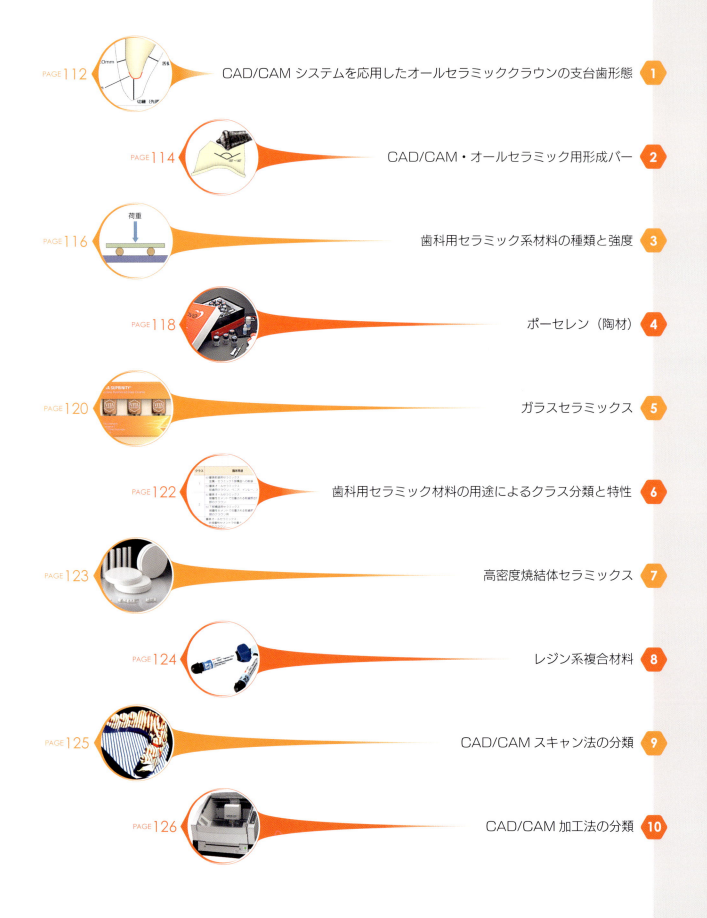

- PAGE 112 — CAD/CAM システムを応用したオールセラミッククラウンの支台歯形態 ①
- PAGE 114 — CAD/CAM・オールセラミック用形成バー ②
- PAGE 116 — 歯科用セラミック系材料の種類と強度 ③
- PAGE 118 — ポーセレン（陶材） ④
- PAGE 120 — ガラスセラミックス ⑤
- PAGE 122 — 歯科用セラミック材料の用途によるクラス分類と特性 ⑥
- PAGE 123 — 高密度焼結体セラミックス ⑦
- PAGE 124 — レジン系複合材料 ⑧
- PAGE 125 — CAD/CAM スキャン法の分類 ⑨
- PAGE 126 — CAD/CAM 加工法の分類 ⑩

11 歯肉圧排法　PAGE 127

12 材料に応じた研磨法　PAGE 128

13 USPHS 基準　PAGE 129

14 CDA 基準　PAGE 130

15 接着前処置　PAGE 132

16 装着材料＆接着性レジンセメントの分類　PAGE 134

17 接着手順：ハイブリッド型コンポジットレジン（CAD/CAM 冠など）　PAGE 135

18 接着手順：ケイ素酸化物系セラミックス（長石系陶材）　PAGE 136

19 接着手順：ケイ素酸化物系セラミックス（ガラスセラミックス）　PAGE 137

20 接着手順：高密度焼結体セラミックス（アルミナ・ジルコニアなど）　PAGE 138

補綴・デジタルデンティストリーのための材料および分類

1 CAD/CAMシステムを応用したオールセラミッククラウンの支台歯形態

出典 1. 山﨑長郎(監修), 千葉豊和, 小峰太(編). 補綴臨床別冊 オールセラミックス・プレパレーション 支台歯形成の理論と実際. 東京：医歯薬出版, 2010.
2. 日本デジタル歯科学会(監修), 末瀬一彦, 宮﨑隆(編). 補綴臨床別冊 最新CAD/CAM歯冠修復治療. 東京：医歯薬出版, 2014.

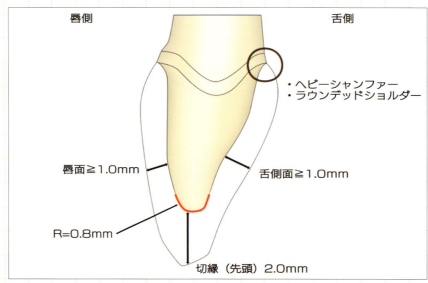

上顎前歯の支台歯削除量。

CAD/CAMシステムを応用したオールセラミッククラウンの支台歯形態の具備すべき条件を以下に示す。
　①適切なクリアランス
　②滑沢かつ単純な形態
　③丸みをもたせた凸隅角部
　④円滑で明確なマージン形態とフィニッシュライン
　⑤マージン形態は、フィニッシュラインから軸面にかけて曲面で移行するヘビーシャンファーやラウンデットショルダー形態とする。
　⑥セラミックスの厚みを均一にする。

補綴・デジタルデンティストリーのための材料および分類

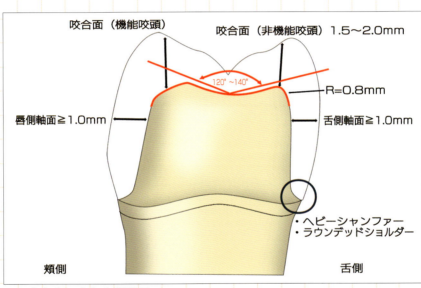

下顎大臼歯の支台歯削除量。

補綴・デジタルデンティストリーのための材料および分類

2 CAD/CAM・オールセラミック用形成バー

出典 1. 木本克彦,星憲幸.ひとつ上の形成のためのバーが欲しい! 今選びたい 支台歯形成用バー13+.QDT 2013；38(2)：48-61.
2. 各製品の添付文書およびカタログ等.

① ② 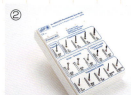 ③ ④

CAD/CAM、オールセラミック用のバーキット。① CAD/CAMプレパレーションキット(松風)、② Dr.MIYAUCHI Prosthodontic Burs Kit(1)(Komet,モモセ歯科商会)、③オールセラミックプレパレーションキット(松風)、④オールセラミックスプレパレーションキット(ジーシー)

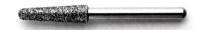 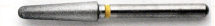

フィニッシュラインをヘビーシャンファーとするために、太目のダイヤモンドポイントを選択する。

各メーカーより、CAD/CAM用あるいはオールセラミック用の専用ダイヤモンドポイント(レギュラー、ファイン)がキットとして販売されている。マージンの形態は、ヘビーシャンファーやラウンデッドショルダーとするため、その特徴として太目のダイヤダイヤモンドポイント(レギュラー、ファイン)が選択される。
また、咬合面の切削や隅角部を適切に丸めるために、図に示すような特殊なバーを使用するのも特徴である。さらに、遊離エナメルの除去には、細い円柱状のスーパーファインのバーが多用されている。

補綴・デジタルデンティストリーのための材料および分類

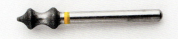 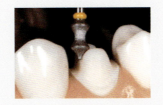 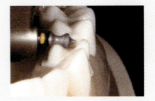

SF151(松風)による支台歯形成。必要な丸みが得られやすい(本図は松風社資料より引用)。

 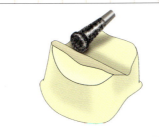 

SF150(松風)による咬合面の仕上げ。

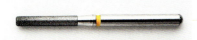 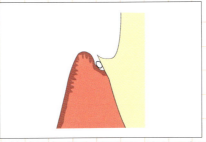 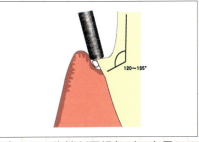

遊離エナメルの除去は、CAD/CAMか否かを問わず重要な課題である。本図のように、先端が平坦なバーを用いて仕上げる。

歯科用セラミック系材料の種類と強度

出典
1. 宮﨑隆，片岡有．今選びたい セラミック材料71種．QDT 2014；39(10)：3．
2. 日本デジタル歯科学会(監修)．末瀬一彦，宮﨑隆(編)．「補綴臨床」別冊 最新 CAD/CAM 歯冠修復治療．東京：医歯薬出版，2014．

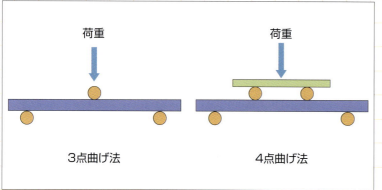

曲げ試験模式図。

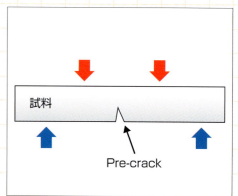

破壊靭性試験模式図（出典1より引用）。

歯冠修復に応用されるセラミック材料は、開発の歴史とともにポーセレン・ガラスセラミックス、ガラス含浸系セラミックス、高密度焼結体セラミックスに便宜的に分類される。ガラスセラミックスには、長石・リューサイトおよびニケイ酸リチウムガラスがあり、ガラス含浸系セラミックス系には、スピネル・アルミナ・ジルコニア、そして高密度焼結体セラミックスには、ジルコン・アルミナ・ジルコニアがある。また、セラミック材料の物性は、曲げ強さと破壊靭性によって評価できる。曲げ強さは、3点曲げ試験や4点曲げ試験に代表されるように、力を加えることによって破壊・破断に要する強さを表す。破壊靭性は、その時の破壊・破断に抵抗する性質を示す。歯冠修復材料には、咬合・咀嚼時に大きな力が加わるため、曲げ強さと破壊靭性の大きなセラミック材ほど、安心して使用できる材料といえる。

補綴・デジタルデンティストリーのための材料および分類

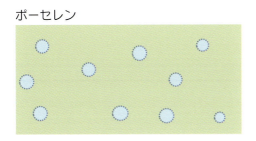
ポーセレン

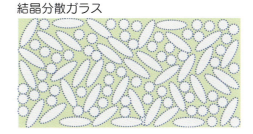
結晶分散ガラス

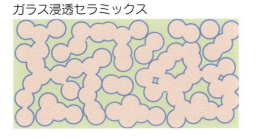
ガラス浸透セラミックス

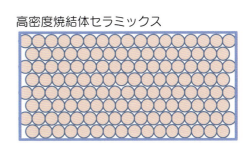
高密度焼結体セラミックス

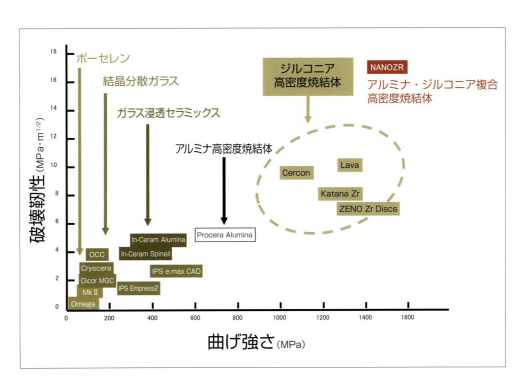

歯科用セラミックスの種類と強度（出典1より引用）。

補綴・デジタルデンティストリーのための材料および分類

4 ポーセレン（陶材）

出典 1．日本デジタル歯科学会（監修）．末瀬一彦，宮﨑隆（編）．「補綴臨床」別冊 最新 CAD/CAM 歯冠修復治療．東京：医歯薬出版，2014．
2．各社製品説明書・ホームページ等．

商品名	会社	
セラビアン ZR	クラレノリタケデンタル株式会社	粉末築盛・焼成法
ヴィンテージ ZR	株式会社 松風	
イニシャル Zr	株式会社 ジーシー	
セルコンセラム Love	デンツプライ三金株式会社	
セルコンセラム Kiss	デンツプライ三金株式会社	
IPS e.max セラム	Ivoclar Vivadent 株式会社	
VITA VM 9	白水貿易株式会社	
VITA VM11	白水貿易株式会社	
セラビアン ZR プレス	クラレノリタケデンタル株式会社	加熱・加圧法
セラビアン ZR プレス インゴット	クラレノリタケデンタル株式会社	
ヴィンテージ ZR プレスオーバー	株式会社 松風	
IPS e.max ジルプレス	Ivoclar Vivadent 株式会社	
イニシャル IQ-Zr	株式会社 ジーシー	

ジルコニア前装用ポーセレン（出典1より引用・改変）。

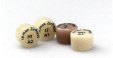
IPS e.max ジルプレス
(Ivoclar Vivadent)

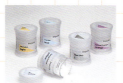
IPS e.max セラム
(Ivoclar Vivadent)

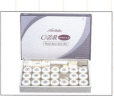
セラビアン ZR プレス
（クラレノリタケ）

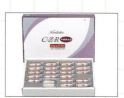
セラビアン ZR プレス インゴット
（クラレノリタケ）

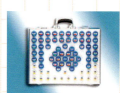
セルコンセラム Kiss
（デンツプライ）

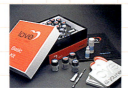
セルコンセラム Love
（デンツプライ）

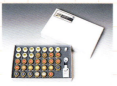
ヴィンテージ ZR
（松風）

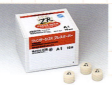
ヴィンテージ ZR プレスオーバー
（松風）

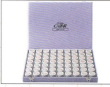
セラビアン ZR
（クラレノリタケ）

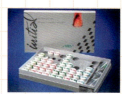
イニシャル Zr
（ジーシー）

補綴・デジタルデンティストリーのための材料および分類

商品名	会社	
アークティカ VITA Mark II（VITA）	カボデンタルシステムズジャパン株式会社	単色
アークティカ VITA TriLuxe（VITA）	カボデンタルシステムズジャパン株式会社	3層構造（エナメル、デンティン、歯頚部）の色調に歯頚部の彩度と蛍光性
アークティカ VITA RealLife（VITA）	カボデンタルシステムズジャパン株式会社	前歯部用、3D構造、天然歯と同じ積層構造
CEREC Blocs	シロナデンタルシステムズ株式会社	単色、半透明／中間／不透明の3色調ブロック
CEREC Blocs PC	シロナデンタルシステムズ株式会社	ポリクロマティック、3層構造（エナメル、デンティン、サービカル）
CEREC Blocs インテグラル	シロナデンタルシステムズ株式会社	インテグラル、立体的な象牙質コアがエナメル内
VITA Blocs Mark II	白水貿易株式会社	長石系、単色。臨床実績30余年
VITA TriLuxe Forte	白水貿易株式会社	長石系、4層構造
VITA RealLife	白水貿易株式会社	長石系、内部に3Dのデンティン構造

CAD/CAM用ポーセレンブロック（出典1より引用・改変）。

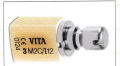
ARCTICA VITA Mark II（VITA）

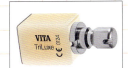
ARCTICA VITA TriLuxe（VITA）

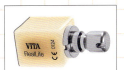
ARCTICA VITA RealLife（VITA）

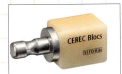
CEREC Blocs（Sirona）

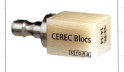
CEREC Blocs PC（Sirona）

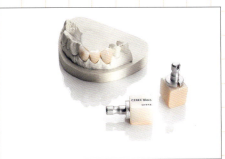
CEREC Blocs インテグラル（Sirona）

ポーセレンは脆性材料（曲げ強さ：80〜100Mpa、破壊靭性：1.0MPa/m$^{1/2}$以下）のため、これまでメタルフレームを併用したメタルセラミックスが審美治療の主流であったが、近年ジルコニアのフレームにポーセレンを焼成するオールセラミック修復が多用されはじめている。ジルコニアの熱膨張係数は陶材焼付金合金よりも小さいため、焼成用ポーセレンはそれに見合った熱膨張係数に調整されている。また、その焼付け強さは、金属焼付陶材の国際規格の基準を満たしていることが報告されている。一方で、セレックシステムに代表されるように長石系ブロックも製品化されている。従来のポーセレンよりも強度が向上しており（曲げ強さ：約160MPa）、インレー・アンレー・クラウンとして単独で適用されている。また、審美性を向上するために、エナメル・デンティン・サービカルの3層構造のブロックも用意されており、汎用性の高い材料となっている。

補綴・デジタルデンティストリーのための材料および分類

5 ガラスセラミックス

出典
1. 日本デジタル歯科学会(監修), 末瀬一彦, 宮﨑隆(編). 補綴臨床別冊 最新 CAD/CAM 歯冠修復治療. 東京：医歯薬出版, 2014.
2. 各製品の添付文書およびカタログ等.

組　成	商品名	会　社
リューサイトガラスセラミックス	IPS エンプレスエステティック	Ivoclar Vivadent 株式会社
	IPS エンプレス CAD	Ivoclar Vivadent 株式会社
二ケイ酸リチウムガラスセラミックス	IPS e. max プレス／キット	Ivoclar Vivadent 株式会社
	ヴィンテージ LD プレス	株式会社松風
ジルコニア強化型ケイ酸リチウムガラスセラミックス	セルトラ™ DUO	デンツプライ三金株式会社
	ARCTICA VITA SUPRINITY	カボデンタルシステムズジャパン株式会社

（本表は出典1より引用・改変）。

　ガラスセラミックスは、ガラス中に結晶粒子を分散させ強度の向上を図った分散強化型セラミック材料であり、リューサイト系と二ケイ酸リチウム系がある。審美補綴に用いられており、従来の長石系セラミックスより曲げ強さなどの強度が向上している。製作法は、現在では主にプレス成型か、CAD/CAMでミリング(切削形成)後にシンタリングを行う方法の2種類である。どの製作法においても、さらなる審美性向上のためステイニング法とレイヤリング法を用いる。
　リューサイトガラスセラミックは、従来のポーセレンにリューサイト結晶を析出させて強化を図ったもので、曲げ強さは約160MPaまで向上している。IPS empress(Ivoclar Vivadent)がそれに相当する。また、二ケイ酸リチウムガラスセラミックスは、さらに曲げ強さが360 MPaまで向上し、適用症例は、クラウンだけでなく第二小臼歯部までの3本ブリッジにも応用可能となる。IPS e. max(Ivoclar Vivadent)がそれに相当し、「CAD」と「Press」の2つのタイプがある。CADタイプは、青く着色したセラミックブロックで、この時点の強度は150MPa程度であるが、削り出し後、ファーネスで約25分間クリスタライゼーションを行うことで、最終的な歯冠色と曲げ強さ(360MPa)を再現することができる。
　一方、プレスタイプは、従来のロストワックス法と同じで、ワックスアップ・埋没後、二ケイ酸リチウムのガラスセラミックス製のインゴットを加熱・加圧し、ワックスと置換する方法で、適合の正確性や細かな形態の再現性に加え、強度も400MPaまで向上させている。
　また、IPS e. max シリーズに対抗して、ジルコニアを10%含有させることで曲げ強さ(420MPa)をさらに向上させたジルコニア強化型ケイ酸リチウムガラスセラミックも開発されている。
　現在のガラスセラミックスは結晶化熱処理不要のものが主流で、製作が単純かつ短時間で行えるようになった。また、その組成と機械的性質から強度に優れ透過性が優れるため部位を問わず審美補綴に向いているが、支台歯の状態(色調)によってはその影響を受ける可能性があるため、使用する装着用セメントのシェードを含め、支台歯の状態を十分検討してから使用するよう注意したい。

補綴・デジタルデンティストリーのための材料および分類

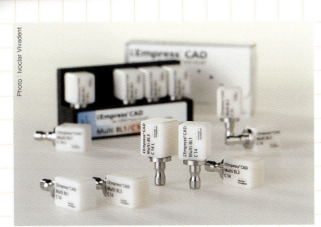

IPS エンプレス CAD（Ivoclar Vivadent）。

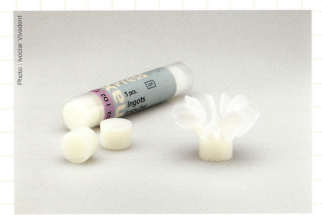

IPS e. max Press（Ivoclar Vivadent）。

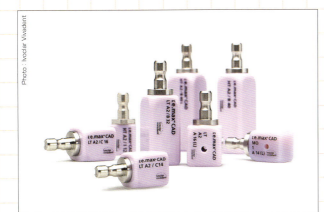

IPS e. max CAD（Ivoclar Vivadent）。

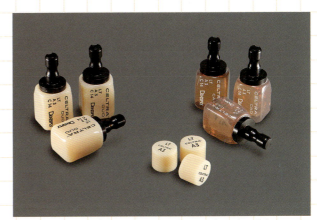

セルトラ DUO（Dentsply、デンツプライ三金）。

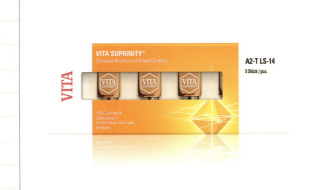

VITA Suprinity（VITA Zahnfabrik、白水貿易）。

補綴・デジタルデンティストリーのための材料および分類

6 歯科用セラミック材料の用途によるクラス分類と特性

出典 1. 日本デジタル歯科学会（監修）．末瀬一彦，宮﨑隆（編）．「補綴臨床」別冊 最新 CAD/CAM 歯冠修復治療．東京：医歯薬出版，2014．

クラス	臨床用途	曲げ強さ (MPa)	破壊靭性 ($MPa・m^{1/2}$)
1	a) 審美前装用セラミックス： 金属・セラミック下部構造への前装 b) 審美オールセラミックス： 前歯用クラウン，ベニア，インレー，アンレー	50	0.7
2	a) 審美オールセラミックス： 接着性セメントで合着される前歯部並びに臼歯部のクラウン b) 下部構造用セラミックス： 接着性セメントで合着される前歯部並びに臼歯部のクラウン用	100	1.0
3	審美オールセラミックス： 非接着性セメントで合着される前歯部並びに臼歯部のクラウン	300	2.0
4	a) 下部構造用セラミックス： 非接着性セメントで合着される前歯部並びに臼歯部のクラウン用 b) 下部構造用セラミックス： 臼歯を含まない3歯連結	300	3.0
5	下部構造用セラミックス： 臼歯を含む3歯連結	500	3.5
6	下部構造用セラミックス： 4歯以上の連結	800	5.0

歯科用セラミックスのISO規格（ISO6872-2008）（出典1より引用・改変）。

近年のセラミック材料の急激な進歩にともない、歯科用セラミック材料のISO規格は2008年に大幅な改定が行われ、国際規格が整備された。歯科用セラミック材料ISO規格は6クラスに分類されており、クラス1・2は従来の長石系およびアルミナスポーセレン、クラス3・4は二ケイ酸リチウム系のガラスセラミックス、クラス5はアルミナ、クラス6はジルコニアが相当する。これは、現状のセラミック材料による適用範囲を決める判断基準となっている。セラミック材料における接着操作の重要性を示す報告でもある。

補綴・デジタルデンティストリーのための材料および分類

7 高密度焼結体セラミックス

出典 1. 星憲幸, 木本克彦. 間接法メタルフリー修復の材料. (In.) 坪田有史, 島田和基, 山本雄嗣(編集委員). デンタルダイヤモンド増刊 ここまで進化したメタルフリー修復&補綴臨床. 東京：デンタルダイヤモンド社, 2013：24-29.

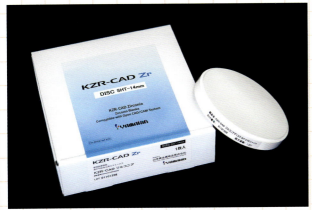

Y-TZP 材料の例（本図は山本貴金属地金の資料による）

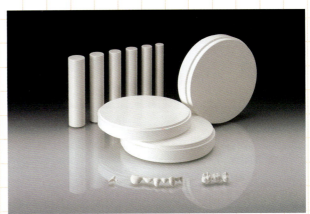

ナノジルコニア材料の例（本図はパナソニックヘルスケアの資料による）

セラミックスはその機械的性質からも大きな装置などを製作する際には強靭化が必要である。そこで高密度焼結体セラミックスを用いたオールセラミックス補綴が応用されている。現在臨床応用されているのは高純度アルミナ、イットリウム添加部分安定化型ジルコニア(Y-TZP)であり、さらに強度を向上させるためにアルミナ粒子を分散添加しナノ複合体として製作されたナノジルコニアなどがある。これらの高密度焼結体は強靭な性質のため、加工困難であるので、多くは半焼結体で切削加工後に最終焼成する方法で製作される。

解説者コメント： 曲げ強さとしては高純度アルミナで約700MPa、イットリア系で約1,000MPa、ナノジルコニアでは1,000～1,400 MPaである。そのため、必要とする厚みに関しても従来のイットリア系ジルコニアでは0.5mmであったが、ナノジルコニアでは0.3mmで可能となった。

現在では、オールジルコニアによる補綴装置製作も普及しているが、現時点ではステイニングによる色調調整に頼っており、透過性などではほかのセラミックス系には及んでいない。

補綴・デジタルデンティストリーのための材料および分類

8 レジン系複合材料

出典 1. 星憲幸，木本克彦．間接法メタルフリー修復の材料．(In.) 坪田有史，島田和基，山本雄嗣（編集委員）．デンタルダイヤモンド増刊 ここまで進化したメタルフリー修復＆補綴臨床．東京：デンタルダイヤモンド社，2013：24-29.

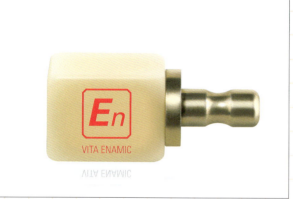

ブロックで供給されるレジン系複合材料の例（VITA Enamic、Vita Zahnfabrik、本図は同社資料より引用）。

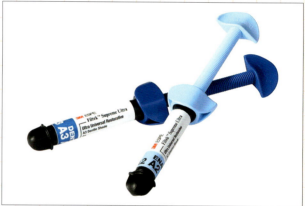

ペーストで供給されるレジン系複合材料の例（Filtek Supreme Ultra、3M ESPE、本図は同社資料より引用）。

レジン系複合材料は、マトリックスのジメタクリレートとフィラーでできており、このフィラーの大きさや性状などにより透過性と色調が変わってくる。現在では、フィラーにセラミックスやジルコニアなどを用いたハイブリッド型コンポジットレジン系が多く用いられており、セラミックスにはかなわないとはいえ色調もだいぶ改善されており、修理のしやすさや適度な硬さからも使用されることが多くなっている。製作法は、以前からの築盛し重合させる方法（歯科技工士のスキルにより強度や審美性が左右される）と、ブロックをミリングする方法（強度など物性は均一であるが、審美性では歯科技工士の助けを必要とすることもある）の2通りとなっている。

解説者コメント：物性は、曲げ強さで150～200MPaと長石系の材料と引けを取らない強度をもっており、現在ではCAD/CAM冠の保険導入もあり数種類のハイブリッド型コンポジットレジンブロックが市販されている。装着後の脱離率などから販売中止となった製品もあるが、後述する接着技法を十分に守り装着するなどの配慮をする必要がある。

補綴・デジタルデンティストリーのための材料および分類

9 CAD/CAM スキャン法の分類

出典　1．上田康夫．CAD/CAMシステムの導入にみる歯科の将来．素形材 2013；54(3)：2-8．

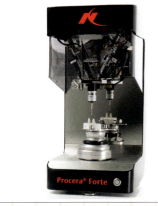

接触式プローブを用いたスキャナーの例（Procera Forte、Nobel Biocare，ノーベル・バイオケア・ジャパン、本図は同社資料より引用）。

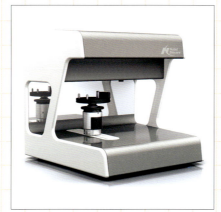

レーザー光を用いたスキャナーの例（NobelProcera Genion、Nobel Biocare，ノーベル・バイオケア・ジャパン、本図は同社資料より引用）。

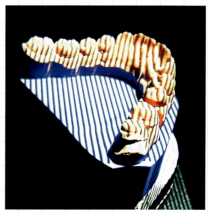

パターン光を用いたスキャナーの例（Arctica Auto Scan、KaVo Dental Systems，カボデンタルシステムズジャパン、本図は同社資料より引用）。

スキャン方法としては、接触式プローブ、非接触レーザースポット、ラインレーザー、パターン光、光学印象などがある。以前は接触型プローブにて歯型を計測していたが、現在では、模型計測にはレーザーによる計測を中心に行われており、口腔内から直接計測には光学印象法（模型にも使用可能）を用いている。光学印象は写真撮影とビデオ撮影などの方法があり、撮影時に専用のコーティングを用いることがあるが、現在ではコーティングなしでも撮影可能となったものが普及しつつある。

解説者コメント：現在でも、大型の補綴装置を製作する場合には模型を製作した後に、模型を専用の計測機によりパターン光やレーザー光にて計測していく間接法が多く用いられている。本法は確実にデータ化できるが、計測までに時間がかかる、誤差が起こる可能性が多く存在する、といった面もある。一方、光学印象を用いた直接計測は、印象材や模型材などによる誤差を抑えられ患者への負担も少ないなどの利点があるが、その撮影には術者とアシスタントの技量が必要となる。

補綴・デジタルデンティストリーのための材料および分類

10 CAD/CAM 加工法の分類

出典 1. Kohorst P, Junghanns J, Dittmer MP, Borchers L, Stiesch M. Different CAD/CAM-processing routes for zirconia restorations: influence on fitting accuracy. Clin Oral Investig 2011；15(4)：527-536.

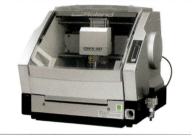

ミリング加工機(小型)の例(DWX-50、ローランドディー．ジー．、本図は同社資料より引用)。

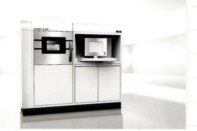

金属粉末焼結式3Dプリンターの例(EOSINT M280、EOS、本図は同社資料より引用)。

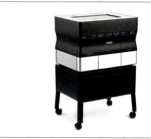

材料噴射式3Dプリンターの例(Objet30 OrthoDesk、Stratasys、本図は同社資料より引用)。

歯科用CAD/CAMによる材料加工法のとしては、ボールエンドミルを用いたミリング(切削)加工により材料を切削成型するものが多くを占める。このための装置には、ミリングセンターなどに設置されている大型加工機や、個人で使用する小型加工機がある。また、現在では、ロストワックス法に用いるワックスパターン製作などにも用いられている3Dプリンター(粉末固着式、紫外線硬化アクリル樹脂積層式、溶融積層式、粉末焼結式、材料噴射式)による加工法もあり、作業模型やインプラントのサージカルガイドなどの製作に用いられている。前者のミリング法では1つずつ製作するのに対し、後者では同じ形態を複数同時に製作することも可能で、製作時間が短くできる利点もある。

解説者コメント：ミリング加工機のうち、小型加工機では多くの場合、長石系セラミックス、ガラスセラミックス、コンポジットレジン系、PMMA型レジンなどを用いた、比較的小さな装置製作に利用されている。材料に制約はあるが、装置が手近な場所に設置されていれば納期は短縮される。
また、大型加工機はシンタリング済みのジルコニアや金属などの切削が難しい材料や大型の装置製作に用いるが、加工や納品までにある程度時間が必要である。したがって、診療時にどちらの方法を用いるのが良いかを十分選択するとよい。

補綴・デジタルデンティストリーのための材料および分類

11 歯肉圧排法

出典
1. Adbulaziz M Albaker. Gingival restoration -techniques and materials: A review. J Pakistan oral and Dent 2010；30(2)：545-551.
2. Donovan TE, Chee WW. Current concepts in gingival displacement. Dent Clin North Am 2004；48(2)：433-444.

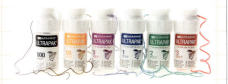

市販されている歯肉圧排糸の例（ウルトラパック、Ultradent，ウルトラデントジャパン）。

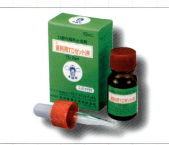

同、止血・収斂剤の例（歯科用TDゼット液、ビーブランド・メディコデンタル）。

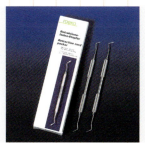

同、圧排器の例（リトラクションコードパッカー，roeco，茂久田商会）。

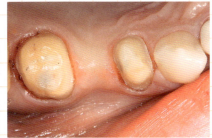

歯肉圧排を行う前。

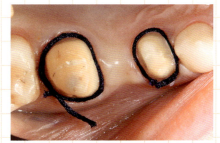

ダブルコードテクニックによる歯肉圧排中。

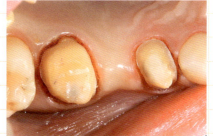

歯肉圧排後。

歯肉圧排とは、物理的（歯肉圧排糸などを利用）あるいは化学的（収斂剤などを利用）、さらには外科的（電気メスやレーザーなどを利用）な方法によって支台歯（窩洞）周囲の歯肉を排除する手技の総称である。歯肉圧排糸にはその材質や形態、太さによりさまざまな商品がある。また、薬液による化学的圧排には20％硫酸鉄ジェル、塩化アルミニウムなどが使用されている。インスツルメントも何種類か存在する。その目的は、①支台歯形成時に、歯肉の損傷を避けつつ歯肉縁下のフィニッシュラインを明確に仕上げる、②暫間被覆冠やプロビジョナルレストレーションのマージン適合性を向上させる、③印象採得時に支台歯のフィニッシュラインおよび直下の歯質を明示し、正確な歯型の製作と適切なエマージェンスプロファイルの決定を行う、④歯肉からの浸出液・血液による印象材への影響を予防する、⑤補綴装置の試適あるいは装着時の適合性の確認を容易にする、⑥歯肉からの浸出液や血液による装着材料の汚染を予防する、⑦歯肉縁下への余剰セメント迷入とその除去にともなう侵襲を予防する、などである。

補綴・デジタルデンティストリーのための材料および分類

12 材料に応じた研磨法

出典　1. 星憲幸, 木本克彦. 今、選びたい研磨用研削材料　最新50選. QDT 2015；40(1)：3-26.

オールセラミッククラウンの研磨手順

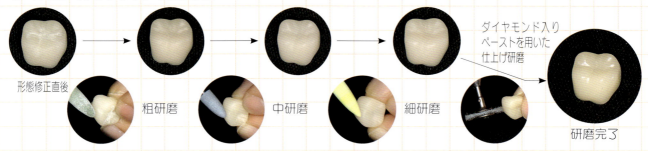

形態修正直後 → 粗研磨 → 中研磨 → 細研磨 → ダイヤモンド入りペーストを用いた仕上げ研磨 → 研磨完了

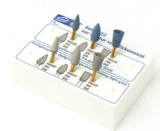

口腔内用と技工用の双方が用意されたキットの例（コメットマルチセラミック・ポリッシャー、Komet, モモセ歯科商会）。

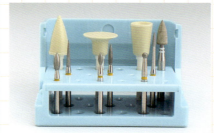

コンポジットレジンの研磨に向けたキットの例（CRポリッシングキット、松風）。

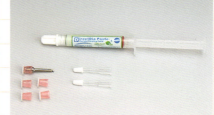

ペースト状研磨材の例（松風ダイレクトダイヤペーストキット、松風）。

研磨は、手順から分類すると荒い順番に、形態修正、研削、研磨の各ステップに分けられる。また、製作物を完成させる最終工程としての研磨のほかに、どうしても口腔内にて行わなければならない場面もあることから、口腔内用のマテリアルも同様に用意されている。そして現在、ハイブリッドレジンを用いたCAD/CAMシステムによる小臼歯部単冠に保険が適用されるなど、メタルフリーの治療が多く行われるようになり、ジルコニアを含めたセラミック材料に対する研磨材料も充実している。このように、さまざまな研磨対象がある中でもっとも重要なのは、その物質に適応した材料と手順を順守することである。そのため、研磨製品の中にはキットで販売されるものもあり、その手順に従って研磨することにより作業を完了することができるよう意図されている。さらに、最後のステップにペーストを用いた艶出しもあり、研磨対象に適したペーストを技工用と口腔内用の両方準備しておくと良い。研磨は審美性のみならず、衛生面、口腔感覚にもたいへん重要である。

補綴・デジタルデンティストリーのための材料および分類

13 USPHS基準

出典 1. Cvar JF, Ryge G. Reprint of criteria for the clinical evaluation of dental restorative materials. Clin Oral Investig 2005；9（4）：215-232.

歯科に用いるマテリアルの臨床評価のひとつの方法として2005年に出典1で提唱されて以来、多くの論文に引用され、現在もっともポピュラーな評価法となっている。その基本評価の方法は、Color Match、Cavo-Surface Marginal Discoloration、Anatomic Form、Marginal Adaptation、Cariesの5項目について各Alfa、Bravo、Charlie、Delta、Oscarの5段階評価を客観的に行うことができるものとなっている。また、このUSPHS基準を利用している研究者らは、この基準を参考に自分たちの研究内容に合わせてモディファイドしたものを作成し応用している。

カラーマッチ	
Oscar（O）	前歯部修復、ミラーなしでは見つからない
Alfa（A）	臼歯部修復、色、色合い、半透明性が適合している
Bravo（B）	臼歯部修復、色、色合い、半透明性について隣在歯と許容範囲内ではあるが不適合である
Charlie（C）	臼歯部修復、色、色合い、半透明性について隣在歯と許容範囲外に不適合である
窩洞面マージン部変色	
Alfa（A）	修復物と歯質間のどこにも変色が認められない
Bravo（B）	変色が認められるが、マージン部に沿って歯髄に向かってはいない
Charlie（C）	変色が認められ、マージン部に沿って歯髄に向かっている
解剖学的形態	
Alfa（A）	修復物は既存の解剖学的形態と連続的に滑らかである
Bravo（B）	修復物はアンダーカントゥアであり、既存の解剖学的形態との連続性が見られないが、マージン部の段差はない
Charlie（C）	修復物はアンダーカントゥアであり、既存の解剖学的形態との連続性が見られず、マージン部の段差がある
マージン部の適合	
Alfa（A）	マージン部に沿った間隙の明白な痕跡を認めることができない
Bravo（B）	探針にて触知可能なマージン部に沿った明白な間隙の痕跡が認められるが、マージン部の段差はない
Charlie（C）	マージン部の段差をともなった、マージン部に沿った明白な間隙の痕跡が認められるが、修復物の緩み、破折、歯の一部破損はない
Delta（D）	修復物の緩み、破折、もしくは歯の一部破損が認められる
う蝕	
Alfa（A）	修復物のマージンに沿ったう蝕はない
Bravo（B）	修復物のマージンに沿ってう蝕が認められる

USPHS基準における5つの評価基準（出典1より引用・改変）。

14 CDA 基準

出典
1. Håff A, Löf H, Gunne J, Sjögren G. A retrospective evaluation of zirconia-fixed partial dentures in general practices: an up to 13-year study. Dent Mater 2015；31（2）：162-170.
2. California Dental Association. Quality evaluation for dental care : guidelines for the assessment of clinical quality and professional performance. Los Angeles：California Dental Association, 1977.

(a)

Rating	解剖学的形態
Satisfactory	
Excellent	
R（Romeo）	修復されたカントゥアが既存の解剖学形態 修復部のカントゥア、咬頭、平面、グルーブ、マージン、機能的コンタクトポイントは連続的に滑らか
Acceptable	
S（Sierra）	修復にわずかなアンダーカントゥア 咬合面の輪郭が連続的でない（咬頭、平面） 咬頭の高さの減少 マージン部のわずかなアンダーカントゥア 表面の滑沢化 舌側の滑沢化 歯間歯頸部のわずかなアンダーカントゥア 修復物のわずかな調整可能なオーバーカントゥア
Not acceptable	
T（Tango）	修復はアンダーカントゥア 象牙質および根の露出 咬合の異常 コンタクトの異常 軟組織に影響を及ぼしそうな歯間歯頸部のアンダーカントゥア
V（Victor）	調整不可能な修復のオーバーカントゥア マージンの不適合 修復の失敗 咬合性外傷を引き起こしそうな咬合 歯および歯周組織の痛みを惹起する修復

（次ページに続く）

補綴・デジタルデンティストリーのための材料および分類

(b)

Rating	表面
Satisfactory	
Excellent	
R(Romeo)	修復物の表面は滑沢、周囲組織に炎症がない
Acceptable	
S(Sierra)	修復物の表面に研磨可能な若干の粗さと凹みがある
Not acceptable	
T(Tango)	表面に修復不可能な深い凹みと解剖学的に関係ない不要なグルーブがある
V(Victor)	表面に傷と剥がれがある

(c)

Rating	色
Satisfactory	
Excellent	
R(Romeo)	修復歯と隣在歯に色、色合い、透明感の不適合がない
Acceptable	
S(Sierra)	修復歯と隣在歯に色、色合い、透明感に許容範囲内の不適合がある
Not acceptable	
T(Tango)	修復歯と隣在歯に色、色合い、透明感に許容範囲を超える不適合がある
V(Victor)	色、色合い、透明感に審美的に不愉快な不適合がある

(d)

Rating	マージンの完全性
Satisfactory	
Excellent	
R(Romeo)	マージンに沿った間隙の痕跡は認められない 歯と歯質間のマージンに変色が認められない
Acceptable	
S(Sierra)	セメント-エナメル境には及ばない、マージンに沿った間隙の痕跡がみられる 歯と歯質間のマージンに変色が認められる
Not acceptable	
T(Tango)	マージンに沿った象牙質もしくは根の露出が認められる 変色が修復物のマージンに沿って歯髄方向に貫いている
V(Victor)	修復物は離脱、もしくは破折がある う蝕がマージン部、もしくは修復物に隣接し存在する 歯に破折がみられる

カリフォルニア州歯科医師会(CDA)品質評価システムにより改変された、臨床の直接評価の基準(出典1より引用・改変)。

USPHS基準同様に、臨床の評価として幅広く利用されている評価基準である。1977年にカリフォルニア州歯科医師会(以下、CDA)が出典2により提唱した臨床評価方法である。CDAは1870年に設立され、カリフォルニア州の歯科医師数約35,000名のうち約71%にあたるおよそ25,000名が入会している、現在アメリカで最大の歯科医師数を有する組織である。その評価方法は、Satisfactory、Not Acceptableの評価を行い、さらにSatisfactoryではExcellentおよびAcceptableの評価、Not AcceptableではCorrectionおよびReplaceの評価を行うものである。

補綴・デジタルデンティストリーのための材料および分類

15 接着前処置

出典
1. Manso AP, Silva NR, Bonfante EA, Pegoraro TA, Dias RA, Carvalho RM. Cements and adhesives for all-ceramic restorations. Dent Clin North Am 2011；55(2)：311-332, ix.
2. 日本デジタル歯科学会(監),末瀬一彦,宮﨑隆(編).隔月刊「補綴臨床」別冊 最新 CAD/CAM 歯冠修復治療.東京：医歯薬出版，2014.

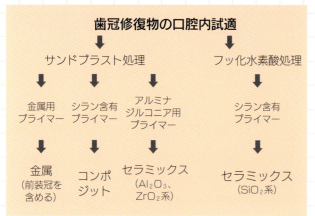

歯冠修復物装着時の臨床操作手順
（出典2より引用）

メタルフリー材料	サンドブラスト処理	リン酸処理	フッ化水素酸処理	シラン処理	機能性モノマー
コンポジット	○	×	×	○	△
セラミックス(SiO_2系)	△	×	○	○	△
セラミックス(Al_2O_3、ZrO_2系)	△	×	△	△	○

○：最適　△：効果あり　×：効果なし

メタルフリー材医療に対する表面処理の効果
（出典2より引用）

金属と比較してセラミック材料は破折しやすく、また機械的維持力が発揮されにくいため、接着操作により支台歯と強固に一体化することが重要である。そのため、その臨床応用においては接着前処置がその臨床成績に大きな影響を与える。近年用いられているセラミック材料は、その組成によって前処置が異なるため十分な理解が必須である。
セラミック材料はその組成によって、ハイブリッド型コンポジットレジン（間接修復用コンポジット：CAD/CAM 冠など）、ケイ素酸化物系セラミックス（長石系陶材やガラスセラミックスなど）、金属酸化物系セラミックス（アルミナやジルコニアなど）の3つに分類される。前処置の最初に行われる機械的維持および接着阻害因子の除去を目的とした処理として、ハイブリッド型コンポジットレジンおよび金属酸化物系セラミックスではサンドブラスト処理が主体である一方、ケイ素酸化物系セラミックスはサンドブラストが破折の起始点を作ることからフッ化水素酸処理が望ましい。その後、構成要素にシリカを含むハイブリッド型コンポジットレジンおよびケイ素酸化物系セラミックスではシラン処理を施すことで接着性レジンセメントとの化学的接着が得られる。現在では1～3液性までさまざまなシラン含有のプライマーおよびボンディング材がある。一方、金属酸化物系セラミックスはシリカを含まないため、アルミナ・ジルコニア用プライマーにて処理を行う。

補綴・デジタルデンティストリーのための材料および分類

製品名	構成	メーカー
プライマー		
ポーセレンライナーM	2液型	サンメディカル
トクソーセラミックスプライマー	2液型	トクヤマデンタル
ジーシーセラミックプライマー	2液型	ジーシー
シリカップ	2液型	Heraeus Kulzer
インパーバーポーセレンプライマー	1液型	松風
セラレジンボンド	1液型	松風
ポーセレンプライマー	1液型	松風
AZプライマー（※シランを含まない。アルミナ、ジルコニア専用）	1液型	松風
リライエックスセラミックプライマー	1液型	3M Espe
エスペジル	1液型	3M Espe
クリアフィルセラミックプライマー	1液型	クラレメディカル
モノボンドS	1液型	Ivoclar Vivadent
ポーセレンプライマー	1液型	Bisco
シリサー	1液型	Heraeus Kulzer
シランプライマー	1液型	Kerr
ルートイットシラン	1液型	Jeneric Pentron
ベクトリスウエッティングエージェント	1液型	Ivoclar Vivadent
ボンディング材		
クリアフィルポーセレンボンド （クリアフィルニューボンド：2液＋クリアフィルポーセレンボンドアクティベーター：1液）	3液型	クラレメディカル
クラパールボンディングエージェント （クリアフィルフォトボンド：2液＋クリアフィルポーセレンボンドアクティベーター：1液）	3液型	クラレメディカル
クリアフィルメガボンドポーセレンボンディングキット （クリアフィルメガボンドプライマー：1液＋クリアフィルポーセレンボンドアクティベーター：1液） （クリアフィルトライエスボンド：1液＋クリアフィルポーセレンボンドアクティベーター：1液）	2液型	クラレメディカル
ジーセラコスモテックIIボンディングセット	2液型	ジーシー

（出典2より引用）

補綴・デジタルデンティストリーのための材料および分類

16 装着材料＆接着性レジンセメントの分類

出典 1．大橋桂．もう接着で迷わない！ 修復物の材質からすぐ選ぶプライマーと装着材料．QDT 2015：40（6）；42-55.

セメント種類		主成分	歯質接着性	フッ化物徐放性	硬化時間（分）	被膜厚さ（μm）	強度	崩壊率（％）
リン酸亜鉛セメント		粉：酸化亜鉛 液：正リン酸水溶液	なし	なし	6〜8	15〜20（中厚）	低〜中	0.03〜0.05（低）
酸化亜鉛ユージノールセメント		粉：酸化亜鉛 液：ユージノール	なし	なし	8〜10	20〜25（厚）	低	0.05〜0.1（中）
カルボキシレートセメント		粉：酸化亜鉛 液：ポリアクリル酸水溶液	弱い	なし	5〜7	12〜17（中）	低	0.02〜0.04（中）
グラスアイオノマーセメント		粉：フルオロアルミノシリケートガラス／液：ポリアクリル酸とマレイン酸の共重合体水溶液	あり	高い	4〜7	15〜20（中）	中	0.1〜0.3（低）
レジン添加型グラスアイオノマーセメント		（粉液タイプ） 粉：フルオロアルミノシリケートガラス／液：ポリカルボン酸水溶液、HEMA （ペーストタイプ） A：HEMA，フルオロアルミノシリケートガラス／ B：ポリカルボン酸水溶液、フィラー	高い	あり	3〜7	10〜18（薄）	中〜高	0.05〜0.2（低）
接着性レジンセメント	MMA系レジンセメント	粉：PMMA、（BPO） 液：接着性モノマー、MMA	きわめて高い	なし	4〜7	20〜30（厚）	低	0.04（低）
	コンポジット系レジンセメント	フィラー、Bis-GMA、UDMA、TEGDMA、接着性モノマー、BPO、カンファーキノンなど	きわめて高い	あるが低い	3〜7（光照射により短縮）	10〜20（薄）	高	0.01〜0.03（低）

各種装着材料の分類（出典1より引用）

接着性レジンセメントとは、間接法による歯冠修復装置、固定性補綴装置、また矯正用装置を接着するために用いるレジン系セメントの総称である。有機化学の進歩とともに接着性レジンセメントの接着性・辺縁封鎖性は高まり、それによりラミネートベニアや接着ブリッジといった新しい術式が生まれた。1980年代に歯質や金属などに接着性を示す接着性モノマーを使用した材料が登場し、その後、主に操作性の簡便化が図られ、前処理が不要なセルフアドヒーシブレジンセメントが登場するに至っている。現行の接着性レジンセメントはMMA系とコンポジット系に大別され、コンポジット系はさらにプライマー（ボンド）併用型レジンセメントとセルフアドヒーシブレジンセメントに大別される。MMA系は粉液型で重合形式が化学重合型である。また、コンポジット系レジンセメントは物性の向上のためにフィラーを50〜80％程度含有しており、重合形式はデュアルキュア型と光重合型がある。

補綴・デジタルデンティストリーのための材料および分類

17 接着手順：ハイブリッド型コンポジットレジン（CAD/CAM冠など）

出典
1. Manso AP, Silva NR, Bonfante EA, Pegoraro TA, Dias RA, Carvalho RM. Cements and adhesives for all-ceramic restorations. Dent Clin North Am 2011；55(2)：311-332, ix.
2. 日本デジタル歯科学会(監)，末瀬一彦，宮﨑隆(編)．隔月刊「補綴臨床」別冊 最新CAD/CAM歯冠修復治療．東京：医歯薬出版，2014．

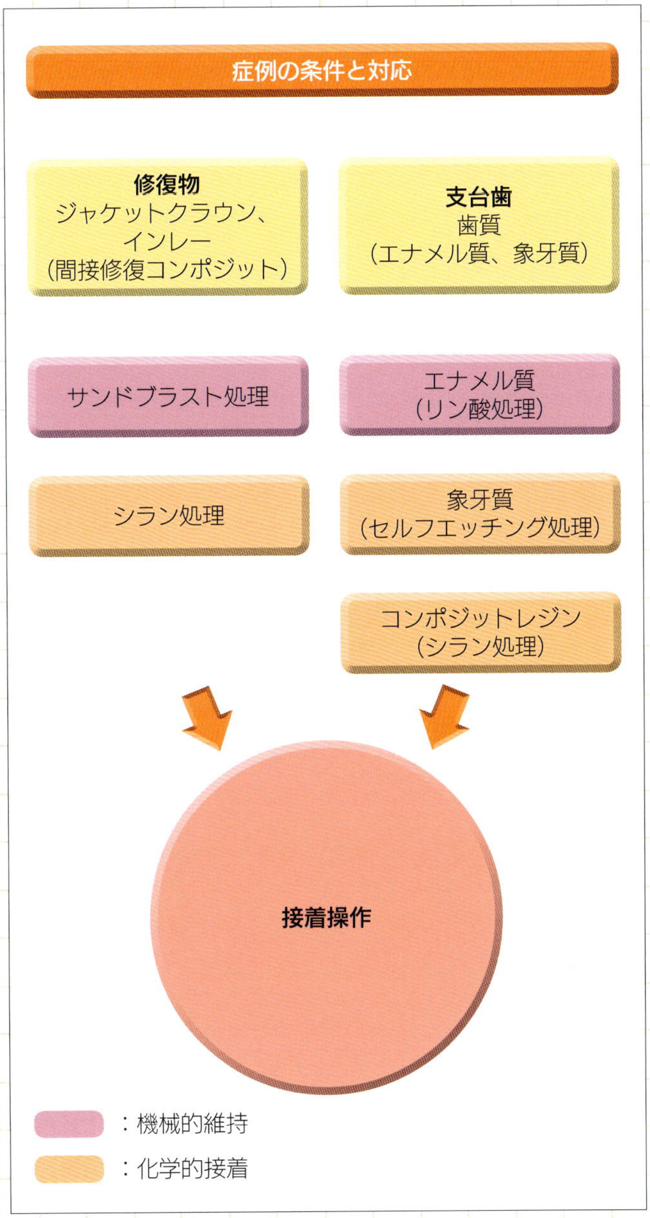

症例の条件と対応

修復物
ジャケットクラウン、インレー
（間接修復コンポジット）

支台歯
歯質
（エナメル質、象牙質）

- サンドブラスト処理
- エナメル質（リン酸処理）
- シラン処理
- 象牙質（セルフエッチング処理）
- コンポジットレジン（シラン処理）

↓ **接着操作** ↓

- ■：機械的維持
- ■：化学的接着

（出典2より引用）

保険適用となったCAD/CAM冠はハイブリッド型コンポジットレジンブロックから削り出されたものである。そのブロックは、ガラス成分であるフィラーを多量に含み、マトリックス部分のレジンは高度に架橋されており被着面が比較的滑沢であるため、機械的維持を得にくい。そこで表面をサンドブラストすることでフィラーを露出させ、機械的維持を向上させる。接着阻害因子の除去を目的としたリン酸エッチング処理を行った後、修復物にシラン処理を施し、接着性レジンセメントとの化学的接着を向上させる。支台歯への被着面処理は、エナメル質・象牙質・レジン・金属の各部分によって使い分ける必要がある。エナメル質へはリン酸エッチングにより機械的維持を向上させ、一方、象牙質・レジン・金属へはそれぞれ、使用する接着性レジンセメントの推奨するセルフエッチングプライマー・シラン処理・メタルプライマーによって化学的接着の向上を図る。

補綴・デジタルデンティストリーのための材料および分類

18 接着手順：ケイ素酸化物系セラミックス（長石系陶材）

出典
1. Manso AP, Silva NR, Bonfante EA, Pegoraro TA, Dias RA, Carvalho RM. Cements and adhesives for all-ceramic restorations. Dent Clin North Am 2011;55(2):311-332, ix.
2. 日本デジタル歯科学会(監),末瀬一彦,宮﨑隆(編).隔月刊「補綴臨床」別冊 最新 CAD/CAM 歯冠修復治療.東京：医歯薬出版, 2014.

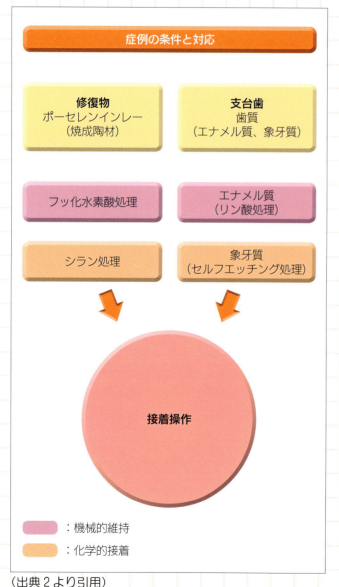

（出典2より引用）

ケイ素酸化物系セラミックである長石系陶材はシリカを多く含有する。そのため脆性が高く、レジンセメントによる歯質との一体化が非常に重要である。機械的維持の向上には、サンドブラスト処理およびフッ化水素酸処理による粗造化が有効だが、前者は破折の起始点を作る可能性があり、後者は取り扱いが危険であることから使用には十分な注意が必要である。そのため現段階ではそれぞれ専用のプライマーによる処理のみを行うことも少なくない。また、ケイ素酸化物系セラミックにはシランカップリング処理が有効であり、化学的接着の向上には必須である。

支台歯への被着面処理は、エナメル質・象牙質・レジン・金属の各部分によって使い分ける必要がある。エナメル質へはリン酸エッチングにより機械的維持を向上させ、一方、象牙質・レジン・金属へはそれぞれ、使用する接着性レジンセメントの推奨するセルフエッチングプライマー・シラン処理・メタルプライマーによって化学的接着の向上を図る。

補綴・デジタルデンティストリーのための材料および分類

19 接着手順：ケイ素酸化物系セラミックス（ガラスセラミックス）

出典
1. Manso AP, Silva NR, Bonfante EA, Pegoraro TA, Dias RA, Carvalho RM. Cements and adhesives for all-ceramic restorations. Dent Clin North Am 2011；55(2)：311-332, ix.
2. 日本デジタル歯科学会(監)，末瀬一彦，宮﨑隆(編)．隔月刊「補綴臨床」別冊 最新CAD/CAM歯冠修復治療．東京：医歯薬出版，2014．

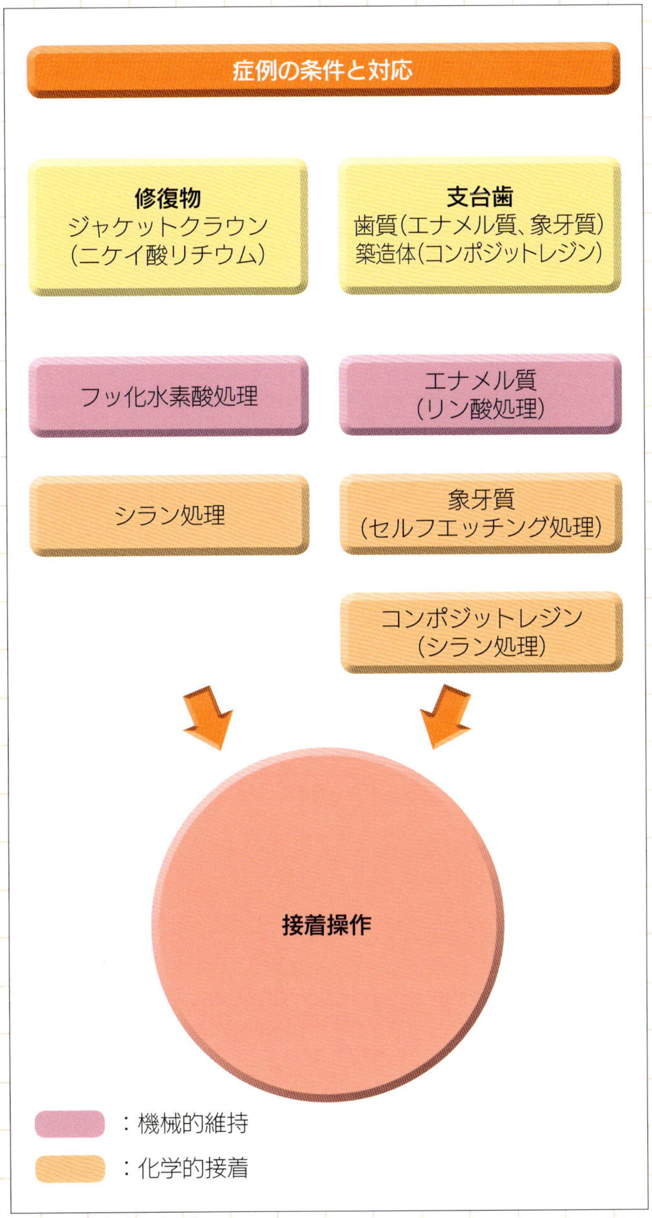

症例の条件と対応

修復物
ジャケットクラウン
（ニケイ酸リチウム）

支台歯
歯質（エナメル質、象牙質）
築造体（コンポジットレジン）

- フッ化水素酸処理
- エナメル質（リン酸処理）
- シラン処理
- 象牙質（セルフエッチング処理）
- コンポジットレジン（シラン処理）

↓ 接着操作 ↓

■：機械的維持
■：化学的接着

（出典2より引用）

18の長石系陶材でも述べたように、ガラスセラミックスも機械的維持向上のためにはフッ化水素酸処理による粗造化が有効である。海外では表面処理剤として用いられているが、日本では医薬用外毒物指定であることから使用には十分な注意が必要で、診療室で容易に使用できる処理法ではない（フッ化水素酸処理やサンドブラスト処理など内面処理は接着直前に行う必要があるため）。また、シランカップリング処理は化学的接着の向上には必須である。最近では専用の処理剤も販売されており、安全に1回の塗布で簡便に修復物の前処理が行えるようになってきている。

支台歯への被着面処理は、エナメル質・象牙質・レジン・金属の各部分によって使い分ける必要がある。エナメル質へはリン酸エッチングにより機械的維持を向上させ、一方、象牙質・レジン・金属へは、それぞれ使用する接着性レジンセメントの推奨するセルフエッチングプライマー・シラン処理・メタルプライマーによって化学的接着の向上を図る。

補綴・デジタルデンティストリーのための材料および分類

20 接着手順：高密度焼結体セラミックス（アルミナ・ジルコニアなど）

出典
1. Manso AP, Silva NR, Bonfante EA, Pegoraro TA, Dias RA, Carvalho RM. Cements and adhesives for all-ceramic restorations. Dent Clin North Am 2011；55(2)：311-332, ix.
2. 日本デジタル歯科学会(監)，末瀬一彦，宮﨑隆(編)．隔月刊「補綴臨床」別冊 最新CAD/CAM歯冠修復治療．東京：医歯薬出版，2014．

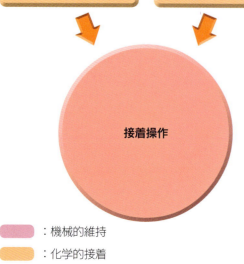

（出典2より引用）

アルミナやジルコニアに代表される金属酸化物系セラミックスは、シリカを主成分としないためシラン処理による化学的接着が期待できないが、その優れた機械的強度のため接着補強への配慮は他のセラミックスと比較し、それほど必要ではない。

機械的維持向上のためには、サンドブラスト処理が有効である。酸への抵抗性が強いため、フッ化水素酸処理はあまり有効ではないとされている。接着阻害因子の除去のためリン酸エッチング処理後、シラン処理の代わりに各材料に応じた機能性モノマーの使用が有効である。

支台歯への被着面処理は、エナメル質・象牙質・レジン・金属の各部分によって使い分ける必要がある。エナメル質へはリン酸エッチングにより機械的維持を向上させ、一方、象牙質・レジン・金属へはそれぞれ、使用する接着性レジンセメントの推奨するセルフエッチングプライマー・シラン処理・メタルプライマーによって化学的接着の向上を図る。

おわりに

　CADおよびCAMは1900年代後半にエンジニアのために開発され、その後機械建築系を中心に電気用や半導体、そして毛色の違うところでは服飾デザインなど幅広く用いられるようになってきた。こうした技術の進歩により、今まで困難であった設計と製造が容易となり、現在ではテレビでの特集やCMでもご覧のような3Dプリンターと併用され、複雑な立体製造物も容易に得られるようになっている。歯科では、1985年にWerner H. Mörmann教授らにより最初の歯科用CAD/CAMシステムであるCERECシステムが開発され、その後は読者もご承知のように、急速な進化を遂げて現在のCAD/CAMシステムとして普及している。

　とくに、現在のCAD/CAMシステムはどれをとっても高精度な装置を短時間で製作することが可能であり、さまざまなデータ採得法、や大型から小型まで使用材料などからも選択できる加工機、それに伴ってさまざまな種類の材料が選択可能となったこと、そして製作物完成までに使用する材料の少ないこと、少ないがゆえに起こりうる変形が極限まで抑えられること、などからも患者とわれわれ歯科医療に携わる者にとって利益が高い治療法となっている。今後は、われわれ歯科業界でも必須の治療法のひとつとなっていくであろうことはお分かりいただけるであろう。

　今回は、2014年に刊行された「世界のインパクトファクターを決めるトムソン・ロイター社が選出 インプラントのための重要12キーワード ベスト240論文」にはじまるトムソン・ロイターシリーズの1冊となる本書の執筆のお手伝いをさせていただいた。本シリーズは、トムソン・ロイター社のデータベースを用いて引用頻度の高いキーワードを選出し、その内容を把握することで、より深い知識を得るための道しるべとなるものである。われわれが求める範囲の知識を得ようとする際には簡便に辞書代わりに検索が行え、さらに深く知りたいときにはその論文を読めばよいため、時間のない現代の歯科医療関係者には大変重宝な歯学書であろう。

　今回、こうした新しく進歩の著しいCAD/CAMを中心とした本を論文ベースでまとめ上げることで、読者の皆様に少しでもお役に立てることを期待しつつ、このような機会をくださったクインテッセンス社への感謝とともに結びの言葉とさせていただきたい。

2016年1月
神奈川歯科大学大学院歯学研究科 口腔機能修復学講座 咀嚼機能制御補綴学分野
星 憲幸

著者略歴

木本克彦

Katsuhiko Kimoto

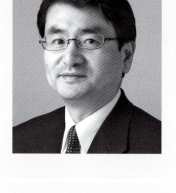

1988年	神奈川歯科大学歯学部卒業
2000年	米国・カリフォルニア大学ロサンゼルス校(UCLA)歯学部　客員研究員
2007年	神奈川歯科大学顎口腔機能修復科学講座クラウンブリッジ補綴学分野教授
2013年	神奈川歯科大学大学院歯学研究科咀嚼機能制御補綴学講座教授（改組）
2014年	神奈川歯科大学大学院歯学研究科副研究科長
2015年	神奈川歯科大学附属病院副病院長、神奈川歯科大学大学院歯学研究科 口腔機能修復学講座 咀嚼機能制御補綴学分野教授（改組）

現在：日本補綴歯科学会理事・指導医・専門医、日本口腔インプラント学会　指導医・専門医、日本顎関節学会　指導医・専門医

星　憲幸

Noriyuki Hoshi

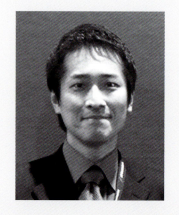

1985年	明治大学工学部卒業
1998年	神奈川歯科大学歯学部卒業
2001年	神奈川歯科大学顎口腔機能修復科学講座助手
2011年	神奈川歯科大学顎口腔機能修復科学講座講師
2013年	神奈川歯科大学大学院歯学研究科咀嚼機能制御補綴学講座講師
2015年	神奈川歯科大学大学院歯学研究科 口腔機能修復学講座 咀嚼機能制御補綴学分野講師（改組）

現在：日本補綴歯科学会代議員・専門医、日本口腔診断学会代議員・認定医、日本口腔インプラント学会会員、日本デジタル歯科学会会員、日本咀嚼学会会員 咀嚼指導士

丸尾勝一郎

Katsuichiro Maruo

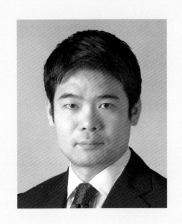

2005年	東京医科歯科大学歯学部卒業
2009年	東京医科歯科大学大学院医歯学総合研究科インプラント・口腔再生医学分野修了
2010年	岩手医科大学歯学部補綴・インプラント学分野助教
2012年	米国ハーバード大学歯学部　ITIスカラー・研究員
2013年	神奈川歯科大学大学院歯学研究科咀嚼機能制御補綴学講座助教
2015年	神奈川歯科大学付属病院診療科講師

現在：日本補綴歯科学会、日本口腔インプラント学会、ITI Member

林 幸男

Yukio Hayashi

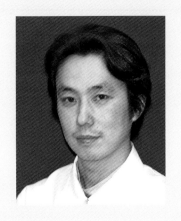

1995年	日本大学大学院松戸歯学研究科卒業
2001年	日本大学松戸歯学部有床義歯補綴学講座助手
2007年	日本大学松戸歯学部有床義歯補綴学講座専任講師
2012年	カナダ・トロント大学歯学部生理学講座客員教授（〜2013年）
2015年	神奈川歯科大学大学院歯学研究科 口腔機能修復学講座 咀嚼機能制御補綴学分野専任講師

現在：日本補綴歯科学会 専門医、日本口腔インプラント学会 専修医、日本咀嚼学会会員 咀嚼指導士、International Association for Dental Research (IADR) 会員、日本顎関節学会 会員、日本審美歯科学会 会員

世界の
インパクトファクターを決める
トムソン・ロイター社が
選出

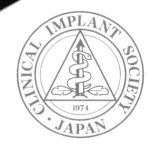

インプラントのための
重要12キーワード
ベスト240論文

講演や雑誌でよく見る、あの分類および文献

一般社団法人
日本インプラント臨床研究会　編

あのトムソン・ロイターが、膨大なデータベースからキーワードごとに引用頻度が高い20論文を選出。インパクトファクターを決定している機関としても、その信頼度は非常に高い。本書は、選出された240論文に関連した、世界的に多くの演者および著者が多引用する分類や文献を和訳付のカラーで紹介。どこかの講演会で見た、あるいは前に雑誌などで読んだことがあるがどうしても思い出せなかったものを再発見するのに最適な書である。

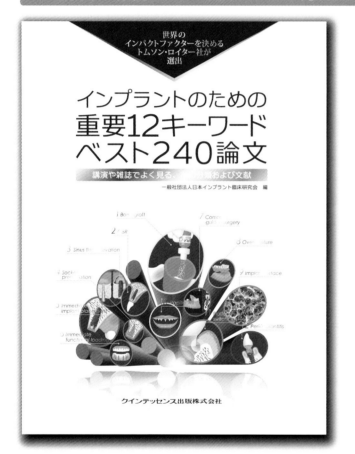

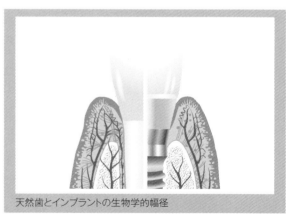

天然歯とインプラントの生物学的幅径

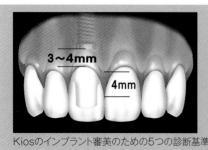

Kiosのインプラント審美のための5つの診断基準

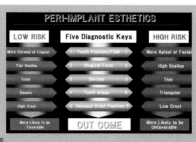

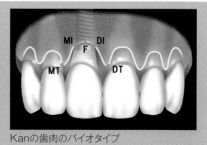

Kanの歯肉のバイオタイプ

●サイズ：A4判変型　●160ページ　●定価　本体7,000円（税別）

 クインテッセンス出版株式会社

〒113-0033　東京都文京区本郷3丁目2番6号　クイントハウスビル
TEL 03-5842-2272（営業）　FAX 03-5800-7592　http://www.quint-j.co.jp　e-mail mb@quint-j.co.jp

世界の
インパクトファクターを決める
トムソン・ロイター社が
選出

ペリオのための
重要16キーワード
ベスト320論文 臨床編

監修：和泉雄一、伊藤公一、佐藤秀一
著者：岩野義弘、武田朋子、松浦孝典、水谷幸嗣

講演や雑誌でよく見る、あの分類および文献

世界のインパクトファクターを発案するトムソン・ロイター社が、膨大な学術文献データベースからペリオ臨床における16の重要分野ごとに被引用件数の多い上位20論文を選出。本書は、選出された320論文を掲載するとともに、各分野に関連した、世界的に多くの講演や論文で引用される、ペリオ臨床に欠かすことのできない模式図、グラフや一覧表をビジュアル化して紹介。どこかの講演会で見た、あるいは以前に雑誌などで読んだことがあるがどうしても思い出せなかったものを再発見するのにも最適の書である。

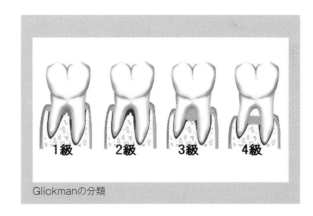
Glickmanの分類

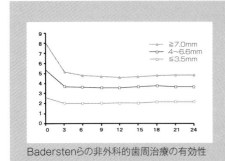
Baderstenらの非外科的歯周治療の有効性

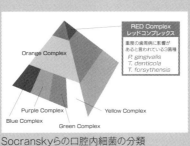
Socranskyらの口腔内細菌の分類

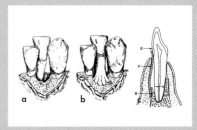
Nymanらの最初のGTR法臨床報告

●サイズ：A4判変型　●208ページ　●定価　本体9,000円（税別）

クインテッセンス出版株式会社
〒113-0033　東京都文京区本郷3丁目2番6号　クイントハウスビル

クインテッセンス出版の書籍・雑誌は、歯学書専用
通販サイト『歯学書.COM』にてご購入いただけます。

PCからのアクセスは…
歯学書 検索

携帯電話からのアクセスは…
QRコードからモバイルサイトへ

補綴・デジタルデンティストリーのための重要10キーワード・ベスト200論文
世界のインパクトファクターを決めるトムソン・ロイター社が選出

2016年1月10日　第1版第1刷発行

著　　者　　木本　克彦／星　憲幸／丸尾　勝一郎／林　幸男
　　　　　　（きもと　かつひこ）（ほし　のりゆき）（まるお　かついちろう）（はやし　ゆきお）

発　行　人　　佐々木　一高

発　行　所　　クインテッセンス出版株式会社
　　　　　　　東京都文京区本郷3丁目2番6号　〒113-0033
　　　　　　　クイントハウスビル　電話（03）5842-2270（代表）
　　　　　　　　　　　　　　　　　　　（03）5842-2272（営業部）
　　　　　　　　　　　　　　　　　　　（03）5842-2277（QDT編集部直通）
　　　　　　　web page address　http://www.quint-j.co.jp/

印刷・製本　　サン美術印刷株式会社

Ⓒ2016　クインテッセンス出版株式会社　　　　　禁無断転載・複写
Printed in Japan　　　　　　　　　　　　　　落丁本・乱丁本はお取り替えします
　　　　　　　　　　　　　　　　　　　　　　ISBN978-4-7812-0475-8　C3047

定価はカバーに表示してあります